生殖健康管理

曹继刚 赵敏 主编

全国百佳图书出版单位

中国中医药出版社

·北京·

图书在版编目（CIP）数据

生殖健康管理 / 曹继刚, 赵敏主编 . -- 北京 : 中
国中医药出版社, 2025. 3
ISBN 978-7-5132-8926-9

Ⅰ . R169

中国国家版本馆 CIP 数据核字第 20248DT348 号

中国中医药出版社出版

北京经济技术开发区科创十三街 31 号院二区 8 号楼
邮政编码　100176
传真　010-64405721
河北品睿印刷有限公司印刷
各地新华书店经销

开本 880×1230　1/32　印张 10.25　字数 205 千字
2025 年 3 月第 1 版　2025 年 3 月第 1 次印刷
书号　ISBN 978 - 7 - 5132 - 8926 - 9

定价　59.00 元
网址　www.cptcm.com

服 务 热 线　010-64405510
购 书 热 线　010-89535836
维 权 打 假　010-64405753

微信服务号　**zgzyycbs**
微商城网址　**https://kdt.im/LIdUGr**
官 方 微 博　**http://e.weibo.com/cptcm**
天猫旗舰店网址　**https://zgzyycbs.tmall.com**

如有印装质量问题请与本社出版部联系（010-64405510）

《生殖健康管理》
编委会

主　编　曹继刚　赵　敏

副主编　金　晶　徐安莉　吴　松

编　委　朱璧然　杨云松　江晓翠　王　上

　　　　谢　颖　萧　闵　张家玮　张金融

　　　　吴　双　张泽权　何晓茹　刘　祺

　　　　熊智魁　卢　威

前　言

随着社会压力不断增加，生殖健康问题日益凸显，其中不孕不育的比例也有所上升。根据中国人口协会和国家卫生健康委员会2023年联名发布的《中国不孕不育现状调研报告》显示，2019年中国的不孕不育率从20年前的2.5%～3%攀升到12.5%～15%，患者人数超过4000万。由此可知，生殖健康异常阻碍了中国人口增长，应对这一问题面临着重大挑战。所谓生殖健康，是指"生殖系统及其功能和过程涉及的一切事宜上，身体、精神和社会等方面的健康状态，而不仅仅指没有疾病或不虚弱"。精神失调、饮食不节、起居无规、运动不当都是影响生殖健康的重要因素。

在当今社会，影响生育能力的因素很多。随着经济发展、环境变化、生活方式变化、生活节奏加快、工作学习压力增大，不孕不育症患者越来越多，已经成为威胁我国人口质量和数量的重要公共卫生问题。许多生育障碍的患者需要支付高昂的医疗费用，生殖健康问题不容小觑，预防干预亟待加强。后天的生殖功能障碍是可防、可控的。中医学"未病先防，既病防变，瘥后防复"的治未病理论为预防生殖功能异常，提供了重要的指导思想和理论依据。我们可以通过将日常生活与膳食干预相结合来维持正常的生殖功能。

生殖健康的发展，有利于人口向着良性的方向发展。借助生殖健康这一概念，很多发达国家已成功地实现了人口转变，缓解了人口过快增长给经济社会发展带来的压力。在中国，自 20 世纪 90 年代将生殖健康概念引入国家人口发展领域后，已经对人口的发展产生了巨大的影响。首先，中国的计划生育工作发生了重大的转变：一是由过去强调人口指标为主要方向转变为以服务对象为中心；二是从过去单一的避孕节育服务转变为与生殖健康和妇女权利目标相结合的方向。其次，生殖保健的工作领域从避孕节育拓展到包括计划生育在内的生殖保健全程服务；工作对象从以已婚育龄妇女为主扩大到包括男性、青少年和老年人在内的多种人群。中国将维护母亲安全和儿童优先原则融入生殖健康领域，多年来致力降低孕产妇死亡率和 5 岁以下儿童死亡率，并取得了显著成效。

　　基于以上背景，编者依据中医药学知识、营养学知识、针灸推拿学等基础理论，为广大读者精心编写出以"生殖健康"为核心，面向有管理生殖健康需求的人群进行知识科普的本书，希望对广大读者有所帮助。

《生殖健康管理》编委会

2025 年 2 月

编写说明

　　《生殖健康管理》是一本介绍生殖健康及管理等方面基本知识和技能的书籍，旨在帮助读者了解中医在生殖健康管理方面的基本理念和方法，以及如何通过中医来调理常见生殖疾病。生殖疾病治疗费用高，治疗周期长，加之影响生殖健康的因素不断增加，利用中医改善及促进生殖健康成为现代生活中非常重要的一部分。本书主要有以下内容：

　　第一章介绍生殖与健康概念、中医对生殖健康的认识、治未病与生殖健康方面的知识。书中强调了《黄帝内经》生殖健康观，重点阐述了肝肾为本的理念，同时也介绍了调节生殖健康的原则。

　　第二章详细介绍精神与生殖的关系，包括心理因素对生殖健康的影响等。同时，书中重点介绍了中医情志养生的理论，以及精神调摄的方法，从心理、情绪等精神因素阐释了对生殖功能的影响。

第三章详细介绍了饮食与生殖健康的相关性，其中包括营养与生殖健康的关系，特别阐述了营养对妊娠不同时期的影响。

第四章阐述了起居调护的起源、功效、方法，以及四季和地域对起居调护的影响，重点阐释了起居调护与生殖健康。

第五章从运动养生的基本原则和机制，介绍了运动养生对男性和女性生殖健康的影响，并介绍了日常运动、传统运动养生功、生殖保健操的养生方法。

第六章介绍了经穴按摩与生殖健康的关系，并且介绍了经络按摩和腧穴按摩的常用方法。

第七章和第八章分别介绍了男性和女性生殖系统常见病的预防与调护，为读者提供了更加精准而详细的中医生殖保健知识。

本书编写具体分工：第一章由杨云松、赵敏、江晓翠编写；第二章由王上、张家玮、萧闵编写；第三章由徐安莉、张金融、朱璧然编写；第四章由吴双、谢颖编写；第五章由吴松、何晓茹编写；第六章由萧闵、张家玮、卢威编写；第七章由曹继刚、刘祺、熊智魁编写；第八章由金晶、张泽权编写。曹继刚、赵敏参与本书统稿及资料查询工作。

本书的编写得到了湖北省科技厅自然科学基金项目（2023AFD114）、2023 年湖北省高等教育学会教育科研课题（2023XA038）、2023 年湖北中医药大学中医药传承创新计划的支持，在此表示衷心的感谢。

本书编写过程中，全体编者用专业认真的态度，秉承科学实用的原则编写，但不足之处在所难免，恳请广大读者及专家指正，以便再版时修订提高。

《生殖健康管理》编委会
2025 年 2 月

目　录

第一章 绪 论

　　生殖健康是一个全新的概念，其内涵自古就有。因古代医疗条件较差，以及社会对生殖问题认知的局限性，导致人们对生殖方面的研究较少。时至今日，生殖问题仍然困扰着社会。快速的生活节奏，不规律的生活方式，不健康的饮食习惯，不断诱发出新的生殖问题，影响了人们的幸福指数，也在一定程度上阻碍了社会的发展。虽然教育逐渐普及，人们对于生殖健康的认识也随之增加，但是中医作为传统文化中的重要组成部分还未被引起足够的重视。中医对于生殖健康有着悠久且独到的认识，对生殖的生理认识与疾病治疗经验散见于各种古籍中，亟待发掘与整理，并与西医学相互融合，取长补短。

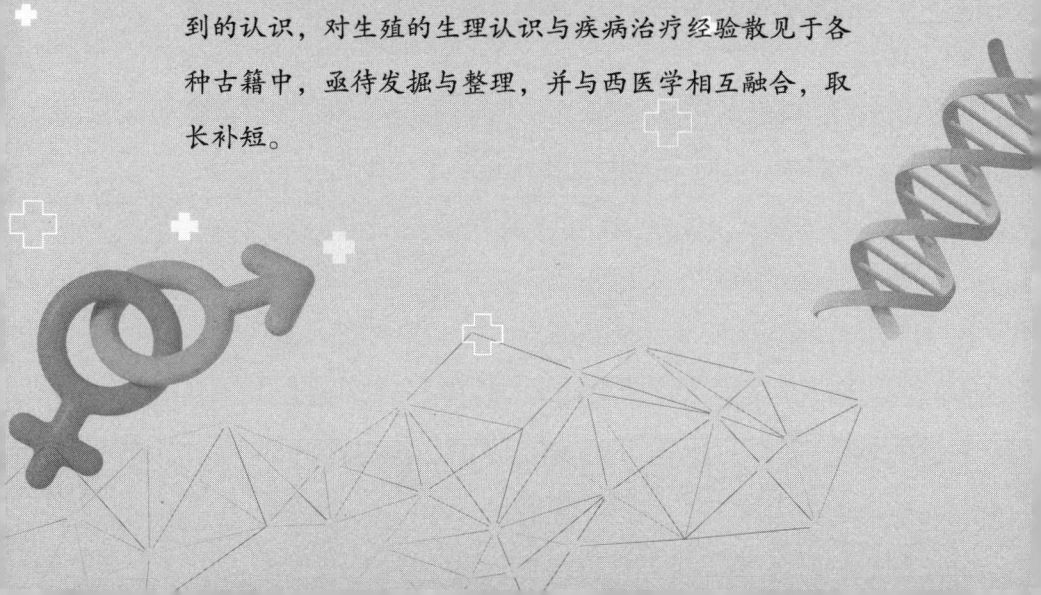

第一节　现代生殖健康概述

一、现代生殖健康的概念

（一）生殖健康的定义

1994 年 9 月，在埃及开罗召开的国际人口与发展大会（ICPD）上，178 个国家通过了大会的"行动纲领"，明确了"生殖健康"（RH）完整的定义及其"六大内容"。所谓生殖健康，是指"生殖系统及其功能和过程涉及的一切事宜上，身体、精神和社会等方面的健康状态，而不仅仅指没有疾病或不虚弱"。

生殖健康的具体内容：①人们能够有满意而且安全的性生活；②有生育能力；③可以自由而负责地决定生育时间和生育数目；④夫妇有权知道和获得他们所选定的安全、有效、负担得起和可接受的避孕节育方法；⑤有权获得生殖保健服务；⑥妇女能够安全地妊娠并生育健康的婴儿。

1995 年在北京召开的第四次世界妇女大会上，上述观点再次得到了国际社会的广泛认同。

（二）现代医学生殖健康观

生殖健康的问题起源于 20 世纪初。当时，一些妇女运动组织把女性生育控制与妇女解放运动联系起来，主要强调个人的权利和夫妇的利益。20 世纪 80 年代后期，生殖健康引起了国际社会的重视和普遍关注。在世界卫生组织的积极参与下，生殖健康完整的定义才逐渐形成。

目前，生殖健康已从简单的生物医学的概念扩大到了社会科学的范畴，不仅仅是生殖过程中没有疾病和紊乱，而是全过程的健康。男女平等是生殖健康的基础，妇女权利和优质服务是生殖健康的核心，强调服务对象的需求、参与、选择和责任是生殖健康的特点。

二、生殖健康的重要性及意义

（一）生殖健康的重要性

近几年来，一方面与妇女有关的妊娠、分娩、人工流产、不孕、避孕等健康问题仍普遍存在；另一方面由不安全性行为引发的非意愿妊娠，青少年初次性行为的提前和未婚性行为的增加，以及生殖道感染性传播疾病，特别是艾滋病在全球范围内的肆意蔓延等，都使成年人和青少年的生殖健康面临着前所未有的严重威胁。就整个世界范围来看，尽管获得生殖健康是妇女和男性的共同需求与权利，但妇女在生命周期的各个阶段和生殖健康的各个方面均面临着比男性更大、更严峻的健康挑战，并且妇女还要承受大部分与生殖有关的疾病负担和健康威胁。因此，通过提高妇女地位和增强妇女权利来促进以妇女为中心的生殖健康已成为全球性的趋势。许多国际组织都致力开展以妇女为中心、以社区为基础的生殖健康项目，特别关注发展中国家贫困妇女整个生命周期的健康需求，增加妇女作出生育选择的机会，并从社会科学角度关注影响生殖健康的社会、经济及文化因素，提出相应的政策和干预措施。

在母亲安全方面，由于妇女特殊的生育功能，只有履行生育功能的妇女才可能受到与妊娠和分娩有关的健康威胁。目前，全世界每年有近 60 万孕产妇死亡。世界各国孕产妇死亡率相差悬殊，据统计，每年出生的新生儿中有 14% 在发达国家，但是发达国家的孕产妇死亡率只有 1%。发展中国家的孕产妇死亡率高达 99%，而其中 90% 以上是可以避免的，因此这已成为生殖健康中的重大挑战。

生殖道感染性疾病，尤其是性传播疾病包括艾滋病是威胁人类健康的主要生殖健康问题。近 20 年来，无论在全球还是我国，生殖道感染、性传播疾病的发病呈快速增长的趋势，流行形势相当严峻。性传播疾病虽然侵袭男女双方，但对女性的疾病负担更为严重。由于生物和社会的双重原因，妇女更容易受到感染，很难去寻求保护，诊断过程更为复杂，可发生更严重的后遗症，并且更容易受到社会的歧视和其他影响。妇女孕产期的性传播疾病还可造成胎儿、新生儿的感染，威胁下一代的健康。

计划生育方面，在很多发展中国家，避孕普及率还存在很大差距，不能提供有效、满意和可接受的服务，知识和信息极为不足，尤其妇女在绝大多数情况下承担着避孕措施使用的主要责任和负担，因此她们受到的避孕不良反应的危险也就更大。妇女还要承担由于避孕失败造成的人工流产的后果。在世界范围内，不安全的人工流产还普遍存在，有些发展中国家孕产妇死亡的 30%～50% 是由不安全人工流产的并发症所引起的。

性健康是生殖健康的一大主题。性问题一方面存在着性的过度自由化所带来的性道德和与性有关的疾病问题，同时存在着对性的基本知识缺乏、性的封闭和不能得到满意性生活等问题，并且在性方面男女双方也存在着极大的不平等。在社会、文化、宗教等方面的影响下，妇女在性行为上一直处于被动和从属的地位，多数没有支配权和自主权，所以在与性相关的生殖健康方面所受的身心危害更多。

青少年处于身心发育时期，由于缺乏对自己身体、性和生育知识、性行为后果的认识，缺乏社会经验和相应保护技能，存在诸多的生殖健康问题，如婚前性行为、少女妊娠、未婚人流、性传播疾病等。青少年在寻求帮助和生殖健康服务方面存在更多的障碍，是特别应该给予关注的人群。

近年来，男性生殖健康的需求也逐渐显现出来。性健康和性功能障碍问题、性传播疾病的流行、男性不育症发病率的增高，男性对生殖健康保健服务质量要求增加，尤其是提高男性对性和生殖健康知识的认识，在参与和促进妇女生殖健康方面有积极的作用。

以上种种均是世界范围所面临的生殖健康问题，由此可见生殖健康紧紧地与社会、环境、文化，尤其是妇女地位等因素相联系。

（二）生殖健康的意义

生殖健康的发展，有利于人口向着良性的方向发展。借助生殖健康这一概念，很多发达国家已成功地实现了人口转变，解除了人口过快增长给经济社会发展带来的压力。

在中国，自 20 世纪 90 年代将生殖健康概念引入国家人口发展领域后，已经对人口的发展产生了重要影响。首先，中国的计划生育工作发生了重大转变：一是由过去强调人口指标为主要方向转变为以服务对象为中心；二是从过去单一的避孕节育服务转变为与生殖健康和妇女权利目标相结合的方向。其次，生殖保健的工作领域从避孕节育拓展到包括计划生育在内的生殖保健全程服务；工作对象从以已婚育龄妇女为主扩大到包括男性、青少年和老年人在内的多种人群。最后，中国将维护母亲安全和儿童优先原则融入生殖健康领域，多年来致力降低孕产妇死亡率和 5 岁以下儿童死亡率，并取得了显著成效。

三、影响生殖健康的因素

影响男女生殖健康的因素有很多，如环境污染、生活习惯、疾病感染、生活压力及心理状态，以及社会因素等。

（一）环境污染

环境因素包括化学因素、物理因素和生物因素。环境因素影响着生育的任何一个环节，受化学物质污染的环境可导致不良的妊娠结果，比如死产、死胎、自然流产、新生儿死亡、出生缺陷和妊娠并发症发生率增高。一些类雌激素物质普遍存在于环境中，可造成女性早熟、男性生殖功能障碍、精子质量下降等。

一些化学物质（如邻苯二甲酸盐、双酚 A 和阻燃剂等）通过干扰激素的分泌和平衡影响女性生殖健康；农药、杀虫剂、氯乙烯、溴氯丙烷制剂、二硫化碳等，可通过呼吸道、消化道或皮肤进入体内，干扰内分泌系统，抑制精子生成和成熟。

研究表明，放射线、噪声、震动及长期不良工作体位等各种有害的物理因素均可引起生殖健康的损害。近年来发现，日常家用产生的低频微波可能对生殖功能和妊娠结果产生不良影响。

环境中的微生物也会对生殖健康产生直接影响。如女性生殖道感染且因病情迁延扩散可引起盆腔炎，甚至导致不孕症。孕期感染后可经由胎盘或分娩直接使胎儿、新生儿受同类病原体感染而致病。解脲支原体感染可影响男性生殖能力，是男性不育的主要危险因素。

此外，一些药物也会对生殖健康产生多方面的影响，包括性欲、性功能、生殖细胞、胚胎发育等。不同的药物可能有不同的生殖毒性，需要根据具体的药物种类和剂量进行评估。在备孕期间，应尽量避免不必要的药物使用，或者在医生的指导下选择安全的药物。

（二）生活习惯

生活方式是一定经济发展水平下人们的思想观念、文化传统的具体表现。生活方式涉及起居、饮食、卫生、性生活等各个方面。不良的生活方式将严重影响生殖健康，如起居不规律、过劳和过逸、睡眠不足、饮食上饥饱无常、吸烟和酗酒，都会对健康造成较大的损害。其中，房事不节是损身折命的重要原因，性生活受到抑制也会严重影响身心健康。

现在很多人喜欢大量口服抗生素来预防疾病，但抗生素在消灭体内有害病菌的同时，也会杀死很多能够控制霉菌生长的有益细菌，从而导致霉菌"泛滥"。孕期应当避免接触治疗恶性肿瘤的化学药物。如环磷酰胺，对男女生殖细胞均有明显损害，青春前期及青春期使用更为敏感，可以直接破坏卵巢中的初级卵泡，破坏卵巢生成卵子功能和内分泌功能；成年妇女服用，也可以使卵巢功能降低，发生月经不调或永久闭经。白消安和甲氨蝶呤片作用也相似，长期服用可以造成月经不调或永久闭经、排卵减少，孕妇服用会造成流产、死胎等。治疗精神类疾病的药物也应当遵照医嘱进行调整，常用的吩噻嗪类药物能抑制女性排卵，引起月经不调，直接降低生育能力。另外，不要在感冒初期就贸然服用抗生素。即使确实需要，也应该在医生的指导下服用。如果医生认为温和的抗生素足以达到治疗效果的话，最好不要服用药力更强的种类。

（三）疾病感染

目前已知有30多种不同的细菌、病毒和寄生虫通过性接触（包括阴道性交、肛交和口交）传播。一些性传播感染也可能在妊娠、分娩和哺乳期间通过母婴传播。造成性传播感染发病率最高的有8种病原体，其中有4种病原体（梅毒、淋病、衣原体和滴虫病）目前可以治愈，另外4种病原体（乙型肝炎病毒、单纯疱疹病毒、艾滋病毒和人乳头状瘤病毒）则无法治愈。

此外，出现了可通过性接触导致的新感染疫情，如猴痘病毒、宋内志贺菌、脑膜炎奈瑟菌、埃博拉病毒和寨卡病毒等疫情，同时，一些被忽视的性传播感染疫情（如性病性淋巴肉芽肿）也再度出现。

在全世界，性传播感染对性健康和生殖健康造成深远影响。每天有 100 多万人受到性传播感染。2016 年，有超过 4.9 亿人感染了生殖器疱疹病毒，有 3 亿妇女受到人乳头状瘤病毒感染，这两种病毒是宫颈癌和男男性行为者肛门癌的主要致病因素。全球估计有 2.96 亿人患有慢性乙型肝炎。2020 年，世界卫生组织估计有 3.74 亿人新感染以下四种性传播感染中的一种：衣原体（1.29 亿人）、淋病（0.82 亿人）、梅毒（0.71 亿人）和滴虫病（1.56 亿人）。

除感染本身造成的直接影响外，性传播感染还可能引发其他严重后果。如疱疹、淋病和梅毒等性传播感染会增加感染艾滋病毒的风险；由性传播感染引起的母婴传播可导致死产、新生儿死亡、出生体重不足和早产、败血症、新生儿结膜炎和先天性畸形；人乳头状瘤病毒感染导致宫颈癌和其他癌症；2019 年，乙型肝炎导致约 82 万人死亡，主要死于肝硬化和肝细胞癌；淋病和衣原体等性传播感染是女性盆腔炎和不孕症的主要原因。

（四）生活压力及心理状态

现代社会生活压力较大，若不能及时舒缓压力，对男性女性的生殖健康都能产生影响，比如降低生育率。压力会扰乱女性的生理周期，导致排卵减少，甚至还会导致其他不合常规的现象。对男性而言，长期情绪压力、焦虑同样会降低精子数量，产生的精子也会缺乏活力，从而增加受孕难度。

此外，压力还可能导致性功能障碍、性暴力等问题；抑郁症可能会导致性欲减退、性功能障碍、不孕不育等问题。

（五）社会因素

1. 社会和经济发展水平

社会文明进步的程度决定了生殖健康处于何种社会环境。社会文明进步的程度直接体现在国家的政策上，国家政策可直接或间接地影响国民生殖健康。一个国家经济的发达程度决定了它所能提供的医疗卫生服务和各种社会福利的保障水平，而个人的经济收入直接决定了个人在健康上的投资意愿和负担能力。在贫困的社会经济条件下，孕妇和儿童的健康得不到基本保障，不可能达到较高的生殖健康水平。一些怀孕的妇女为节省住院费用，往往选择在家分娩，不合格的卫生条件和接生技术增加了产妇感染、死亡的风险。产后妇女营养的供给不足，可能导致产后贫血等不良后果，严重地影响了产妇健康的恢复。

2. 文化教育程度

良好的文化教育可通过提高知识水平、改变思想观念、提高自我保健的能力来直接促进生殖健康。个人受教育水平通常与发展前途、经济收入、社会地位等密切相关，而这些社会经济变量均可影响生殖健康。

在教育投资的效益上，总体上男性和女性的教育投资效益持平，但在健康方面的社会效益女性教育却大大超过了男性教育。凡是能为女性提供较多的教育机会、成功地实施优生优育的地方，出生率和儿童死亡率下降都比较快。因此，提高女性受教育水平，不仅可以使女性获得实现自我价值的机会，还使女性有能力提高自身和下一代的健康水平。

3. 妇女地位的高低

妇女地位的提高对妇女的生殖健康具有举足轻重的作用。通常妇女地位可以从妇女的社会地位（通过妇女的政治参与、文化教育、劳动参与和职业和卫生保健等体现）和家庭地位（通过妇女的婚姻、家庭、生育、家庭内有关事务决策权及家庭内性别规范体现）两个方面来体现。这两个方面都直接影响了妇女权益的实现，并从多层次、多角度地影响了妇女的生殖健康。

目前，中国的妇女虽然在政治、经济、文化、教育、社会和家庭地位有了很大变化，但传统文化还在深深地影响着人们的思想意识，重男轻女的现象在一些地方还时有发生。妇女在接受教育、就业、享受医疗保健、在家庭和社会的参与决策等方面和男性还有较大的差距。在生殖健康方面，要解决的问题也较多，需要做出更多的努力，例如要尊重妇女在生殖和性问题上的自我决定和选择权利，避免性别歧视等。

4. 优生优育开展状况

优生优育不仅是生殖健康的一个重要内容，它对生殖健康的其他要素也会产生直接的影响。早婚、早孕和早育与孕产妇死亡和婴儿死亡的关系十分明确。有研究表明，小于18

岁生育的妇女在分娩时的死亡率比 20 ～ 29 岁生育的妇女要高 2 倍。18 岁以下母亲生的婴儿死亡可能性比 20 ～ 29 岁母亲生的婴儿要高 50%。指导妇女选择合适的结婚、怀孕和生育的时机，有利于母婴安全。

无节制生育和人工流产意味着妇女及婴儿的生命和健康要承受更大的风险。在所有孕产妇死亡中有 1/4 ～ 1/3 是无节制生育和非意愿妊娠生育的结果。人工流产是生殖健康的一个重要问题。据估计，全世界每年有 5000 万人工流产；全球每年 50 万产妇死亡中，有 30% ～ 50% 是由不安全人工流产及其并发症所致。因此，要大力推广与普及各种避孕节育措施，从而减少非意愿妊娠带来的风险。此外，安全套的推广使用在预防性传播疾病、艾滋病的传播上也起到了积极的作用。

5. 医疗卫生服务

全球每年死于妊娠和分娩的 50 万妇女中，大多发生在发展中国家。发展中国家的一些调查表明，孕产妇死亡的主要原因是出血、难产、败血症、子痫和人工流产。孕产妇的死亡极大地影响了孩子的健康和生活，这些孩子在 2 年内死亡的危险性比父母健在的孩子要高 3 ～ 10 倍。因此，要努力健全妇幼保健服务网络，提高服务质量，为群众提供方便、经济、优质的医疗卫生服务，这对于提高生殖健康水平十分重要。

6. 社会风俗

不良的社会习俗对生殖健康有着严重影响。在非洲的中西部和阿拉伯半岛，盛行女性生殖器割礼的习俗，目的是使女孩免受"引诱"和保持"贞节"，这种习俗往往导致严重的健康危害。在中国，围绕着生殖过程也存在一些禁忌习俗，如婚恋禁忌、性禁忌、孕产禁忌、养育禁忌等。从生殖健康的角度出发，传统的禁忌习俗存在着有利与不利两个方面，关键是兴利除弊与因势利导。

社会风尚对生殖健康也有重要影响。在许多农村地区忌讳谈性，加上缺少性教育，性愚昧和性无知现象十分常见。而近年来在一些地区，人们的性观念十分开放，性行为较为放纵。这些地区婚外性行为较多，卖淫嫖娼现象屡禁不止。与之伴随的是我国性传播疾病发病率和患者人数的急剧上升。这些观念和行为均会直接影响生殖健康。

第二节　中医对生殖健康的认识

生殖健康是中医关注的重点，尤其在妇科、男科的一些疾病如不孕不育、月经病等方面，中医有独到的见解，在临床上也有很好的疗效。中医对生殖健康的认识在《黄帝内经》中就有比较完整的记载，时至今日仍然较好地指导着临床。下面从生殖健康观、生理认识、养生调控等角度进行简要介绍。

一、《黄帝内经》生殖健康观

《黄帝内经》（简称《内经》）开篇《上古天真论》，从"帝曰，人年老而无子者，材力尽邪？将天数然也？"一句开始，直至该篇文末，核心即在围绕"子"的问题进行正反两方面的讨论。其篇幅占据整篇的三分之二，可见《内经》对该问题的重视程度。

（一）人与自然的相应

人生活在自然系统之中，无时无刻不受自然环境的影响，人气与自然之气相应而生、相互融合。《素问·举痛论》言："善言天者，必有验于人；善言古者，必有合于今；善言人者，必有厌于己。"具体阐述了《内经》天人合一、天人相应的基本观点。自然属性是人作为生态系统中一员必须服从的总体规律，或者说现代进化论意义上，人类进化必须与自然界的进化的速度和规律相统一。

《素问·上古天真论》中首先以七八节律解释了男女各自从萌动到衰极而止的性发育规律。其中，女性生育能力从"二七……月事以时下，故有子"，终于"七七……形坏而无子"；男性生育能力从"二八……精气溢泻，阴阳和，故能有子"，到"七八……精少"（但未绝子，与女性不同）。纵观整个过程，实质是人体生育能力的自然盛衰过程，最终因为"五脏皆衰，筋骨解堕，天癸尽矣"丧失生育能力而"无子"。除了七八节律，人体还有许多不同节律，如日节律、周节律、月节律、季节律、年节律等。如女子月经则符合月节律，月节律来源于月球与地球这两个天体之间的时空方位的变化，这是深刻于我们进化基因中的规律。

在认识治疗疾病时，《内经》将人与天相参，司外揣内。如《素问·生气通天论》云："夫自通天者，生之本，本于阴阳。天地之间，六合之内，其气九州、九窍、五脏、十二节，皆通乎天气。"强调人体的各个部分，与天相参相合，自然生态的规律或异常改变，会引起人体相应的健康与疾病的转化。自然生态系统对人起着至关重要的影响，人与自然界的关系密不可分。人若不按照自然规律去生活，健康将受到巨大的影响。在生殖方面，若女子的月经失去了原有的月节律，哪怕正常生活不受影响，但在生殖方面往往会出现严重的问题。此外，青春期多囊卵巢综合征、不孕不育等男女生殖系统疾病在发病上也会受到季节气候因素的影响。

（二）人与社会的相适

《内经》在对自然生态系统的认识上，不仅仅停留在外在的天人相应，还将人作为一个宇宙中心，强调其内心与身边的人事关系，形成一个医学上的天、地、人的三才模式。如

《素问·阴阳应象大论》言："唯贤人上配天以养头，下象地以养足，中傍人事以养五脏。"

人生活在错综复杂的社会环境中，不可避免地会受到社会政治、经济、文化、法律、生活方式及人际关系等多方面因素的干扰。社会的变迁、安定与动荡，以及个人地位的转换、经济条件的变化等，都会直接或间接地影响着人体的健康与疾病。

社会环境的改变主要通过影响人体的精神情志而对人体产生影响。如良好的社会环境、有力的社会支持、融洽的人际关系，可使人精神振奋，勇于进取，有利于身心健康；而不利的社会环境可使人精神压抑或紧张、恐惧，或产生自卑心理和颓丧情绪，从而影响人体脏腑功能和气血的流通。一些不好的突发事件，常可导致人精神、情志的不稳定，从而影响人体脏腑精气的功能而导致某些身心疾病的发生，也可使某些原发疾病如冠心病、高血压、肝炎、糖尿病等病情恶化，甚至死亡。因此，若社会安定，人的生活有规律，抵抗力强，人们生病较少较轻，寿命也较长；若社会动乱，人的生活不规律，抵抗力下降，各种疾病都容易发生，人们生病较多较重，死亡率也高。

在生殖方面，与生殖健康最密切相关的脏腑是肝和肾。《内经》有"怒伤肝""怒则气上""恐伤肾""恐则气下"的论述。过怒、过恐会损伤到相应脏腑，从而产生一些生殖方面的问题，如月经病、不孕不育、性冷淡、阴茎勃起障碍、多囊卵巢综合征、子宫肌瘤等。因此预防和治疗生殖疾病时，必须充分考虑到社会因素对人体身心功能的影响，创造良好的社会氛围，维持身心健康，促进疾病向好的方向转化。

（三）生殖健康是其他健康维度的基础

现代医学对于健康的认识，主要遵循 1999 年世界卫生组织提出的"四维健康"概念："健康不仅是没有疾病，而且包括躯体健康、心理健康、社会适应良好和道德健康。""四维健康"观对维护健康具有重要的指导价值和现实意义，但尚不能完全满足和保障人们对尽享"天年"的执着追求。生殖健康与此"四维"内涵不同，可以对此"四维"进行很好补充。基于《内经》对生殖健康的高度重视，可以说在某种程度上，生殖健康是其他健康维度的基础。

生殖健康是人体衰老与否的显著标志，是衰老的个人自我认识起点。从《内经》来看，男女衰老的节律和时间点不同，而不论七七或八八，均以生育能力为由衰至衰极而老的转折标志。另外，结合临床实际来看，不论男女，在 49 岁或 60 岁之前感受到身体出现目昏、夜难寐等"老态"时，并不认为其代表"衰老"，仅将其作为正常疾病而求医，直到其出现性能力的衰退时，才会认真考虑"老"的可能。因此，性能力的衰退，是个人自我"衰老"认识的重要起点。

生殖健康不仅仅包括生命每个阶段中个体的生殖系统、生殖过程和生殖功能的状况，以及与生殖相关的身体健康和心理健康，也不只是关注个体有生殖能力、性观念、性心理、性行为、性传播疾病防治等，而是从养生的角度，从如何"却病益寿""尽享天年"的角度。唯有生殖健康，个体"先天禀赋"充实，才能为个体的躯体健康、心理健康、社会适应良好和道德健康提供基础和保障。如《内经》开篇即有："昔在黄帝，生而神灵，弱而能言，幼而徇齐，长而敦敏，成而登天。"正是因为黄帝"生而神灵"，即其先天禀赋充实、天资聪慧，才有"弱而能言""幼而徇齐""成而登天"。即年龄还很小时就善于言辞，幼年时对事物的理解力很强，长大后思维敏捷，成年以后，善于养生保健，尽享"天年"。可见，生殖健康在个体全生命周期健康中具有重要作用，更关乎人类个体的全面健康和人类社会的繁衍昌盛。

二、肝肾为本

俗话说"男人以肾为先天""女人以肝为先天"。可见，男人要注重补肾，女人要注重养肝。中医学认为，肾亏精损可引起脏腑功能失调，是诱发男性疾病，如不育、阳痿等疾病的重要因素之一；而女性肝不好，会引起与眼睛有关疾病、与筋有关疾病，以及月经不调等妇科病。虽然男女在肝肾的重要性上略有侧重，但中医学又有"肝肾同源""精血同源"一说，对生殖来讲，肝和肾都具有重要的作用。

（一）肝司生殖

人的生殖活动过程非常复杂，与人体各个脏腑都有密切关系。肝具有疏泄、藏血、调节血量的功能。根据"精血同源"理论，肝血充足，则生殖之精得以转化；肝主疏泄，调畅气机，调和气血，协调冲任，故男精壮，女经调；肝经绕阴器，与生殖有直接的联系，故而有"肝司生殖"之说。

1.肝藏血

肝通过藏血影响生殖。肝主血海，主藏血，调节血量，调摄冲任。肝所藏之血除营养周身、供机体生理活动外，还下注于血海，使冲任充盈，二脉盛通，女子则能胎孕，男子则能生育，从而维持人的正常生殖功能。

肝藏血，调节血量，对男子生殖功能最直接的影响是生殖器官是否得到滋养与充盈。如《素问·五脏生成》曰："肝受血而能视，足受血而能步，掌受血而能握，指受血而能摄。"以此推之，宗筋受血而能振奋。宗筋有赖于肝血的濡养，若肝血旺盛，宗筋得以滋养，用事之时以有形之血胀大充盈阴茎，有利于阴茎的正常勃起。相反，若肝血亏虚则阴茎勃起无力，甚至阳痿。如万密斋《万氏家传广嗣纪要》谓："阴痿而不起不固者，筋气未至也。肝主筋，肝虚则筋气不足矣。"而阳痿是影响男性不育的一个重要原因。所以，肝通过藏血和调节血量而直接影响男子的性功能，从而维持男子的生殖功能。

肝藏血，调节血量，对男子生殖功能另一方面的影响是直接转化为生殖之精。生殖之精可分为两类，一是源于父母的生殖之精，是胚胎生成、发育的根本，是先天之精；二是指人生长发育到一定阶段而产生的具有繁殖后代作用的后天之精。

对于"精血同源"，《内经》已有精血同"取汁于水谷"的认识。"精血同源"，就是人体中的精与血是来源于饮食营养，血不足的时候，精可以化为血；反之，精不足的时候，血也可以化精。所以，若肝血充盛，肝血得以直接转化为生殖之精，使男子精液充盈，推动人体正常生长发育，维持人的正常生殖功能；反之，肝血亏虚，则肝血无以充养生殖之精，从而导致生殖之精亏虚，引起生殖功能低下，甚至不孕不育。

对女性来说，想要有好的容颜，首先要护好肝。护好肝脏，肝血充盈，肝气得舒，气血能外达肌表，濡养滋润肌肤，可使肤如凝脂，指甲光润；内可濡养五脏六腑，使五脏六腑精血充盈，功能正常。女人与男人不同在于妇科方面，包括经、带、孕、产、乳。中医妇科学素有"女子以肝为天"之说，女子若肝血充足，肝气平和，得以舒展，相对就可少生病。

2. 肝主疏泄

肝主疏泄是指肝气具有疏通、畅达全身气机，进而促进精、血、津液的运行输布，脾胃之气的升降、胆汁的分泌排

泄，以及情志的舒畅等作用。故周学海《读医随笔》载："故
凡脏腑十二经之气化，皆必借肝胆之气化以鼓舞之，始能调
畅而不病。"中医把五脏真气由肝而散布周身的作用也归于肝
之疏泄，肝作为主疏泄、调畅人体气机的脏腑，主要通过疏
泄作用对其他四脏产生影响。

　　肝主疏泄，畅达气机，协助脾升胃降，促进胆汁分泌，
饮食才能得以消化吸收，水谷化为精微，气血化生源源不断。
肝之疏泄正常，气血生化有源，肝血才能营养阴器，充养肾
精，维持正常的生殖功能。

　　肝的疏泄功能正常，则气机调畅，气血调和，经脉通利，
才能使任脉通，太冲脉盛，宗筋得以濡养，男子精液溢泻有
时，女子月事以时而下，为正常孕育的基础。肝气疏泄条达，
则精液能按时溢泻，保持男子精关启闭正常，女子月事正常，
藏泻有度，此时男女就会有子。若肝之疏泄失常，则气机郁
结，男子精关启闭失常，女子月经失常，表现为男子精液不
射，女子月事不下；若肝之疏泄太过，男子则表现为遗精、
早泄，女子则表现为月经量多。肝对水精的疏泄不及，出现
水精输泻障碍；肝对气机的疏泄不及，气机阻滞；肝对血液
的疏泄不及，血液运行涩滞，阻滞精室精道，精血瘀滞精室，
均可影响人的正常生殖功能。

　　在机体调节心理应激的环节中，肝主疏泄的功能起着重
要作用，情志活动与肝主疏泄功能密切相关。而性欲是人的
情志活动的一种表现，是成年男女在一定刺激条件下产生的

性交欲望，是人类完成生殖功能的一种本能冲动。它是在天癸作用下产生的一种情志活动，受心神的主宰调控，并与肝主疏泄而调畅情志的功能活动密切相关。在正常情况下，天癸的节律有序，心神的调控有度，肝气的疏泄有权，就能保持正常的性欲。如果肝失条达，肝气郁结，疏泄不及，情志不舒；或肝气亏虚，肝阳不足，疏泄不及，情志不畅，均可导致阳气鼓舞不足而引起性欲减退，表现为性欲低下或性欲淡漠。若肝气过盛，久而化火；或肝阳偏亢，升发太过；或情怀放荡，扰动肝阳，均可导致阳气鼓舞过度而引起性欲亢进。性欲亢奋则易伤精耗血。所以，只有保持正常的性欲，人类才能生殖繁衍。

肝疏泄功能失常多发于女性，因女子的阴阳属性为阴，性格多柔顺而内敛，心思缜密，易多思乱想，往往情绪容易激动，遇事容易想不开。因"思则气结"，所以容易导致肝郁气滞，会引发一系列妇科疾病，出现心烦胸闷、月经不调、痛经、乳腺增生、子宫肌瘤等，严重者可出现卵巢功能早衰、乳腺癌等恶性疾病。现代女性在生活、工作、精神等各种压力下，加之情志、环境因素的不利影响，可因为情志失调，肝失疏泄，干扰下丘脑 – 垂体 – 卵巢轴功能，从而导致卵巢功能早衰。

（二）肾主生殖

中医学"肾"的含义较广，它既包括实质器官的肾脏，又包含其功能。生殖系统及与生殖系统有关的组织器官的功能，均同属于肾所主。"肾主生殖"理论是《内经》对生殖生理的高度概括，是以肾主导生殖器官及生殖功能两个方面作为主要基础的。在器官上，肾与生殖器官有经脉上的联系，"肾开窍于二阴"；在功能上，肾藏精，是天癸之源，是冲任之本，是气血之根。

1. 肾藏精

肾中精气是构成生命体的基础物质，是一切生命活动的原始物质基础和动力源泉。肾为先天之本，水火之宅，主藏精。肾所贮藏的精气，在人体整个生长发育和生殖过程中起着决定性作用。人体随着肾气的逐渐充盛，出现少而壮盛的状态，随着肾气的逐渐衰退，人体由衰而老，直至死亡。

肾主藏精的功能，依赖于肾气的作用。肾气为肾精所化，是肾生理活动的物质基础及动力来源。肾气充足，则肾的封藏功能正常，肾精就可发挥其生理功能。如果肾气亏虚，封藏功能减弱，称为肾失封藏，可见精的无故流失，出现遗精、早泄等失精病症。

2. 肾主生殖

生殖功能是生命活动和功能的重要组成部分，是种群延续的能力基础，因而也是生命存在的意义之一。针对生殖功能这一特定的生命现象，《内经》提出"天癸"这一决定生殖发育的特定物质，认为"天癸"是肾中精气特殊的成分，是一种促进生殖系统发育完善、生殖功能成熟的物质，直接决定着个体生殖功能，相当于西医学所指的人体内各种性激素，如雌激素、孕激素等。天癸的出现，可使女子任脉通畅，太冲脉旺盛。冲为血海，任主胞胎，冲任通畅旺盛，是女性性器官发育完善、生殖功能成熟的必要条件。而天癸亦能促使男子性功能成熟，产生、排出精子，具备生育能力。当天癸至，性腺功能开始发挥作用，生殖功能启动，自此第二性征开始发育，且逐渐开始具备生育功能；当天癸竭，性腺分泌性激素的功能衰竭，性激素减少，生殖功能也随之衰退。

肾精和肾气关系着人体的生殖功能，为人体生命之本源。若肾中精气不足，青年人可见生殖器官发育不良，性成熟迟缓；中年人则见生殖功能减退，表现为男子精少不育和女子不孕或小产、滑胎等病证。故此类疾病多从补养肾精肾气着手进行治疗。

可见，肾中精气是生殖功能的根本物质基础，其中"天癸"水平是生殖能力的决定性因素，生殖功能的盛衰状态是肾中精气盈亏水平的外在表现，而生殖能力又是生殖健康的主要体现。因此，生殖健康的物质基础是肾精，载体是"天癸"。

（三）肝肾相互影响

肝肾同居下焦，水木相生，乙癸同源，为母子之脏。肝藏血，肾藏精，精血互化，故有"肝肾同源""精血同源"之说。所以，一方的生理功能失常必然会影响到另一方的生理功能，最终都会影响生殖健康。

肝藏血，肾藏精，血能化精，精能生血。肝血有赖于肾精的资助，肾精足，则肝血旺；肾精亦赖肝血的滋养，肝血旺，则肾精充。正是由于精血之间可以互生互化，所以肾精与肝血，一荣俱荣，一衰俱衰。若肝血亏虚，日久必致肾精亏虚；肝血不足则精不足，精亏血少，天癸化生匮乏，胞宫失养，精室空虚，难以孕育。正如《素问·上古天真论》所说："天癸竭，精少，肾脏衰。"

肝主疏泄，肾主封藏，二者之间存在着相反相成的关系。肝木条达，疏泄有度，可使肾精藏泻有时；肝气疏泄可促使肾之精关开合有度，肾气闭藏可防肝气疏泄太过。疏泄与封藏，相反而相成，从而调节女子的月经来潮、排卵和男子的排精功能。若肝肾藏泄失调，女子可见月经周期失常、经量过多或闭经、排卵障碍等症；男子可见阳痿、遗精、滑泄或阳强不泄等症。

肝肾阴阳互济是肝肾同源关系的另一表现，也是肝通过肾影响生殖的又一表现，主要表现在阴液相关上。在生理上，肾阴为一身阴液之本，具有滋养肝阴、制约肝阳的作用，为生殖之精的生成提供了阴阳平衡的内在环境。在病理上，肝肾之阴常常相互影响，若肝阴先亏，亦可影响及肾，导致肾阴不足，而致相火妄动；若肾阴不足，可致肝阴不足，阴虚不能制约肝阳，而致肝阳上亢，又名"水不涵木"。二者皆可导致男子梦遗失精和女子月经失调。

三、调节生殖健康的原则

（一）清心寡欲

清心寡欲在生殖方面的目的主要是养神与养精。在机体新陈代谢过程中，各种生理功能都需要神的调节，故神极易耗伤而受损。因而，养神就显得尤为重要。金代刘完素在《素问病机气宜保命集》中指出："神太用则劳，其藏在心，静以养之。"所谓"静以养之"，主要是指静神不思、养而不用，即便用神，也要防止用神太过。《素问·痹论》中说"静则神藏，躁则消亡"，也是这个意思。静则百虑不思，神不过用，身心的清静有助于神气的潜藏内守。反之，神气过用、躁动往往容易耗伤精气，会使身体健康受到影响。《素问·上古天真论》中说"精神内守，病安从来"，强调了清静养神的养生保健意义。

养神以清心或清静为大法，由此神气方可内守。清静养神原则的运用归纳起来，不外有三：一是以清静为本，无忧无虑，静神而不用，即所谓"恬淡虚无"之态，其气即可绵绵而生；二是少思少虑，用神而有度，不过分劳耗心神，使神不过用；三是常乐观，勿过喜怒，无邪念妄想，用神而不躁动，专一而不杂，可安神定气，即《素问·上古天真论》所谓"以恬愉为务"。实际中可通过情志调节如少私寡欲，气功、导引中的意守、调息、入静，或者起居养生中的慎起居、调睡眠等来达到清心的目的。

寡欲的目的实则为养精或保精。由于精在生命活动中起着十分重要的作用，所以要想使身体健康而无病，保持旺盛的生命力，养精则是十分重要的内容。《类经·摄生》明确指出："善养生者，必宝其精，精盈则气盛，气盛则神全，神全则身健，身健则病少，神气坚强，老而益壮，皆本乎精也。"保精的意义，由此可见。

保精的另一方面含义，还在于保养肾精，即狭义的"精"。男女生殖之精，是人体先天生命之源泉，不宜过分泄漏。如果纵情遂欲，会使精液枯竭，真气耗散而致未老先衰。《备急千金要方·养性》中指出："精竭则身惫。故欲不节则精耗，精耗则气衰，气衰则病至，病至则身危。"告诫人们宜保养肾精，这是关系到机体健康和生命安危的大事。足以说明，精不可耗伤，养精方可强身益寿，作为养生的指导原则，其意义也正在于此。

欲达到养精的目的，必须抓住两个关键环节。其一为节欲。所谓节欲，是指对于男女间性欲要有节制。自然，男女之欲是正常生理要求，欲不可纵，亦不能禁，但要注意适度，不使太过，做到既不绝对禁欲，也不纵欲过度，即是节欲的真正含义。节欲可防止阴精的过分泄漏，保持精盈充盛，有利于身心健康。在中医养生法中，如房事保健、气功、导引等，均有节欲保精的具体措施，也是这一养生原则的具体体现。其二是保精。此指广义的精，精禀于先天，养于水谷而藏于五脏。若后天充盛，五脏安和，则精自然得养，故保精即是通过养五脏以不使其过伤，调情志以不使其过极，忌劳伤以不使其过耗，来达到养精保精的目的。也就是《素问·上古天真论》所说："志闲而少欲，心安而不惧，形劳而不倦。"避免精气伤耗，即可保精。在传统养生法中，调摄情志、四时养生、起居养生等诸法，均贯彻了这一养生原则。

（二）饮食清淡

民以食为天。饮食是供给机体营养物质的源泉，是维持人体生长、发育，完成各种生理功能，保证生命生存的不可缺少的条件。饮食对生殖健康的影响人类早有认识。古语有云："色性不足，食以补之。"提出进化论的达尔文也曾注意到，营养好、食物供给丰富的动物，它们的生育能力就更强。由此可见，营养物质与性功能有着十分密切的关系。某些食物及营养素能够促进性欲，调节性功能，有滋补功效。营养合理时，性生活就比较活跃，营养不良则会造成性功能衰退。

毫无疑问，营养在繁殖中起着关键作用。每日蛋白质和热量摄取不足，都会使生育力下降，也可能会导致流产风险。高热量食物有助于提高性功能。但过量时，可引起阳痿、早泄；或引起高脂血症、动脉硬化，造成阴茎供血不足，勃起困难；或影响雄激素水平，使性欲低下。微量营养素在生殖保健中也起到重要作用。硒缺乏导致性腺功能减退和不育，锌在维持性腺功能中起着重要作用。另外，动物实验结果表明，锰的缺乏会导致睾丸萎缩进而造成雌性动物不孕；铜的不足会影响卵泡发育，抑制输卵管蠕动，不利于卵子移动，导致不育。

在保证适当营养供应的基础上，中医讲究饮食以清淡为主，少吃肥甘厚腻之品（指油腻、甜腻、味道浓郁的精细食物，如糯米、肥肉等）。清淡饮食指的是少油、少糖、少盐，不辛辣的饮食，也就是口味比较清淡，并不是指只吃素。《素问·脏气法时论》提出"五谷为养、五果为助、五畜为益、五菜为充"的饮食调养原则，与现代营养学所提倡的"平衡膳食及食物多样化"相一致。

对女性来讲，有妇科炎症的人，要少吃肥甘厚味。这是由于肥甘厚腻的属性普遍偏热性或甜味过多，经常摄入这样的食物，可能会使脾胃湿热集结，减弱了其水液运化的能力，容易使人体产生湿气，从而增加了痛经、月经不调的概率，不利于保养子宫。同时也要少吃一些发物，例如韭菜、虾、公鸡、茴香、黑鱼、螃蟹及辛辣之物等。这些发物容易"诱发、引发、助发"某些旧疾，包括皮肤病、过敏性疾病等。有妇科炎症的女性，子宫内部的细菌处于较活跃状态，若经常摄入大量的营养发物，容易产生湿热下注于子宫，进一步加重子宫的潮湿环境，不利于子宫的健康。

对男性来讲，过食肥甘厚腻，或者长期吸烟饮酒容易导致阳痿。市面上充斥着名目繁多的补肾壮阳药物，许多直接摆在了药店的柜台上。这些补肾壮阳的药物往往比较滋腻，脾胃功能低下的人难以吸收这些药物的有效成分，反而给身体带来许多负担，越补病越重。

无论男性或是女性，切不可盲目进补。另外，尽量少吃寒凉之品。中医讲"寒则血凝"，过食寒凉之品会影响血液的循环，停留在局部形成瘀血。同时寒凉的食物容易消耗人体的阳气，人体的正常生理活动需要阳气作为能量来驱动，过食寒凉之品则会影响供给人体生理活动的精血的生成，容易导致不孕不育、阳痿、子宫肌瘤等生殖方面的问题。

（三）起居有常

起居有常主要是指起卧作息和日常生活的各个方面有一定的规律并合乎自然界和人体的生理常度。

古代养生家认为，人们的寿命长短与能否合理安排起居作息有着密切的关系。《素问·上古天真论》说："饮食有节，起居有常，不妄作劳，故能形与神俱，而尽终其天年，度百岁乃去。"可见，自古以来，我国人民就非常重视起居有常对人体的保健作用。《内经》告诫人们，如果"起居无节"，便将"半百而衰也"。就是说，在日常生活中，若起居作息毫无规律，恣意妄行，逆于生乐，以酒为浆，以妄为常，就会引起早衰以致损伤寿命。

人们的起卧休息只有与自然界阴阳消长的变化规律相适应，才能有益于健康。例如，平旦之时阳气从阴始生，到日中之时则阳气最盛，黄昏时分则阳气渐虚而阴气渐长，深夜之时则阴气最为隆盛。人们应在白昼阳气隆盛之时从事日常活动，而到夜晚阳气衰微的时候，就要安卧休息，也就是古人所说的"日出而作，日入而息"，这样可以起到保持阴阳运动平衡协调的作用。又如，一年之中，四时的阴阳消长，对人体的影响尤为明显。因此，孙思邈说："善摄生者，卧起有四时之早晚，兴居有至和之常制。"即根据季节变化和个人的具体情况制订出符合生理需要的作息制度，并养成按时作息的习惯，使人体的生理功能保持在稳定平衡的良好状态中，这就是起居有常的真谛所在。

有规律的周期性变化是宇宙间的普遍现象，所有动物（包括人类）、植物和所有有机体都表现出某种形式的生理节律变化（代谢率、产生热量、开花等），这通常与节律性环境变化有关。现代医学已证实，人的生命活动都遵循着一定周期或节律而展开，如心跳、血压、呼吸和生殖活动等。

在生殖方面，作息规律会调控我们身体的激素水平及蛋白质的合成，从而影响生殖健康。有研究表明，昼夜节律性与卵泡、子宫内膜的形成有关，病理性睡眠模式与月经不规律、多囊卵巢综合征、卵巢功能早衰、不孕和早孕流产密切相关。在轮班工作、睡眠中断或睡眠时间短的女性中，辅助生殖技术成功的衡量标准也较低。极短的睡眠时间，睡眠质量差、睡眠呼吸障碍和轮班工作也与怀孕期间的几种有害疾病有关，包括妊娠糖尿病和高血压疾病等。另外，不规律的作息习惯也会影响男性勃起、精子数量等。

（四）房事有节

房事，又称为性生活。房事养生，就是根据人体的生理特点和生命的规律，采取健康的性行为，防病保健，提高生活质量，从而达到健康长寿的目的。

性是人类的天性，是人的自然生理，它与呼吸、心跳、消化、排泄一样。正常的房事生活是人类天性和生理之需，也是生活情趣上不可缺少的。禁欲既是违反自然规律的，也是违背人类天性和生理规律的，中医学也从未有"禁欲"的理念。但是，如果不适当地控制性欲，就会引起一定的病理变化，带来许多疾病。男女相互依存，正常的性生活可以协调体内的各种生理功能，促进性激素的正常分泌，有利于延缓衰老。正常的房事生活可促进和保持心理的健康，它可以疏散忧郁、苦闷心情，减轻精神压力，预防疾病和不良行为的发生。健康的性爱可鼓舞人的斗志，它可使人生乐观，积极向上，奋斗有成。我国研究人员在1987年对广西巴马瑶族自治县的长寿老人调查结果表明，长寿老人的和谐、稳定的夫妻生活都比较长。国内外医学已证明结婚者长寿，终身未嫁及离婚、鳏寡之男女，乳腺癌发病率比一般人高，患病率、死亡率也较高。这说明正常适度、规律协调的性生活对疾病的预防也是有积极意义的。

与此同时，房事也要有节，即掌握一定的度和规律。若房事不节制、纵欲无度或不懂房事宜忌、房事不谨慎，则被认为是房事不节。中医学历来认为，房事不节、劳倦内伤是致病的重要原因。《史记·扁鹊仓公列传》载病例 25 个，其中病因于"内"即房劳者有 8 例之多。因为失精过度，或不懂方法，违反禁忌，必然耗伤精气，正气虚损，致使百病丛生。

在临床上，房事过度的人常常出现腰膝疲软，头晕耳鸣，健忘乏力，面色晦暗，小便频数，男子阳痿，遗精滑精，女子月经不调、宫冷带下等症状。房事不节可直接、间接引起某些疾病，致使疾病反复发作，加重病情。临床常见的冠心病、高血压心脏病、风心病、肺结核、慢性肝炎、慢性肾炎等，经治疗症状基本消失后，常因房事不节或遗精频繁，而使病情反复发作，使病情加重。失精过多，雄、雌激素亏损，人体免疫功能减退，人体组织蛋白形成能力低下，血液循环不畅，内分泌失调，代谢率降低等，不仅造成身体虚弱，而且容易引起疾病。

在封建社会，历代皇帝设有三宫六院七十二妃，贵族大臣妻妾成群，虽然他们每天山珍海味，美酒佳肴，但到头来多是恶疾缠身，早亡夭折。据历史资料统计，凡能查出生卒年龄的皇帝 209 人，平均寿命仅有 39 岁。其中凡注意清心寡欲、修身养性的皇帝，则能健康长寿。例如，清乾隆皇帝活了 89 岁，是几千年来皇帝中的长寿冠军，这与他"远房帷，习武备"的生活习惯是有密切关系的。

精液中含有大量的前列腺素、蛋白质、锌等重要物质。过频的房事生活会丢失大量与性命有关的重要元素，促使身体多种器官系统发生病理变化而加速衰老。另外，精子和性激素是睾丸产生的，失精过度，可使脑垂体前叶功能降低，同时加重睾丸的负担，并可因"反馈作用"抑制脑垂体前叶的分泌，导致睾丸萎缩，从而加速衰老的进程。这充分说明"纵欲催人老，房劳促短命"的传统观点是很科学的。

行房次数适度掌握，并没有一个统一标准和规定的限制，宜根据性生活的个体差异，加上年龄、体质、职业等不同情况，灵活掌握，区别对待。新婚初期，或夫妻久别重逢的最初几日，可能行房次数较频，而经常在一起生活的青壮年夫妇，每周 1～2 次正常的房事不会影响身体健康。行房适度一般以第二天不感到疲劳为原则，觉得身心舒适，精神愉快，工作效率高。如果出现腰酸背痛、疲乏无力、工作效率低，说明纵欲过度，应当调整节制。对青壮年来说，房事生活一定要节制，不可放纵；对于老年人，更应以少为佳。房事有度，即解决一个数量问题，但"度"不是一个绝对概念，而且古人也认为，不同的年龄和季节，度的标准也不相同。房事也有一些禁忌，主要有：

1. 欲不可强

所谓强力入房，多为阳痿、肾衰或性功能失调之人而勉强行房，其结果或导致腰间脊骨损坏，精髓内枯，腰痛不能俯仰，或体瘦、梦泄，或精去、神离、气散。所以说"强之一字，真戕生伐寿之本"。

古代相关医书中指出，有些人"阴痿不能快欲，强服丹石以助阳"，其结果，轻者得性病，或糖尿病，或生疮疡，重者可丧命。唐代著名文学家韩愈，晚年有两位年轻美妾，因阳事不举，遂服硫黄以助阳，终致丧命，死亡时才 56 岁。柳宗元的姐夫崔简任连州太守，服钟乳石以助阳，才 50 岁亦丧其性命，此皆强欲之祸，故当戒之。

2. 醉莫入房

一般认为酒对性兴奋有一定的促进作用，故有"酒是色媒人"之说。但切勿饮酒过量后行房，更不能用酒刺激性欲，不然会带来很多危害。《素问·上古天真论》云："以酒为浆，以妄为常，醉以入房，以欲竭其精，以耗散其真，不知持满，不知御神，务快其心，逆于生乐，起居无节，故半百而衰也。"《备急千金要方·道林养性》说："醉不可以接房，醉饱交接，小者面黯咳嗽，大者伤绝脏脉损命。"可见，醉酒入房害处无穷。

醉酒之后有的欲火难禁，行为失控，动作粗暴，礼仪不周，醉态中彼此都会有一些超出双方可容范围的行为，导致房事不和谐，且伤肾耗精，可引起各种病变。临床所见早泄、阳痿、月经不调、消渴等病，常与酒后房事不当有一定关系。长期饮酒过度，可诱发骨髓炎、食管炎及严重的营养缺乏症等。由于乙醇可损害精细胞和卵细胞，经常饮酒或醉酒入房，不但有害自身，还可殃及后代。妇女酒后受孕或妊娠期饮酒，可使胎儿发育不良，严重者发生各种畸形，出生后先天发育不全，智力迟钝，健康状况不佳，寿命不长。

3. 七情劳伤禁欲

当人的情志发生剧烈变化时，常使气机失常，脏腑功能失调。在这种情况下，应舒畅情志，调理气血，不应借房事求得心理平衡。七情过极，再行房事，不仅易诱发本身疾病，如果受孕还可影响胎儿的生长、发育。另外，劳倦过度宜及时休息调理，尽快恢复生理平衡。若又以房事耗精血，必使整个机体脏腑虚损，造成种种病变。只有在双方精神愉快、体力充沛的状态下，性生活才能完美和谐，无碍于身心健康。

4. 病期慎欲

患病期间，人体正气全力以赴与邪气作斗争，若病中行房，必然损伤正气，加重病情，导致不良后果。例如，患眼疾（如结膜炎）未愈时，切忌行房，否则引起视神经萎缩导致失明。病中行房受孕，对母体健康和胎儿的发育危害更大。《备急千金要方·养性序》指出："疾病而媾精，精气薄恶，血脉不充，既出胞脏……胞伤孩病而脆，未及坚刚。复纵情欲，重重相生，病病相孕。"这从遗传学的观点说明了病中行房受孕胎儿易患遗传性疾病，而且"重重相生，病病相孕"，代代相因，遗害无穷。

病后康复阶段，精虚气散，元气未复，当需静心休养。若反而行房耗精，使正气更难复元，轻者旧疾复发，重者甚或丧命。有些慢性病患者，也非一概不能行房事，但决不可多欲。例如结核病、肝脏病、肾病等慢性病患者，房事过度可促使旧病复发或恶化。一定要视病之轻重，适量掌握。凡病情较重，体质又弱者应严格禁欲。

5. 欲有所避

（1）行房天忌　所谓"天忌"，是指在自然界某些异常变化的情况下应禁止房事活动。"人与天地相应"，自然界的剧烈变化能给人以很大的影响，日蚀月蚀，雷电暴击，狂风大雨，山崩地裂，奇寒异热之时，天地阴阳错乱，不可同房。《吕氏春秋·季春记》云："大寒、大热、大燥、大湿、大风、大震、大雾，七者动精则生害矣。故养生者，莫若知本，知本则疾无由生矣。"自然界的剧烈变化对人体的影响，一是导致精神情绪变化，二是对生物功能的干扰。自然界的剧变常可超过人体本身的调节能力，打破人体的阴阳平衡，发生气血逆乱。此时行房，即为触犯天忌。古代养生家还认为，在自然界气候异常变化之时行房受孕，对胎儿正常发育会产生一定的影响。孙思邈在《备急千金要方·房中补益》中指出："弦望晦朔，大风、大雨、大雾、大寒、大暑、雷电霹雳、天地晦暝，日月薄蚀，虹霓地动，若御女则损人神不吉，损男百倍，令女得病，有子必癫痴顽愚，喑哑聋聩，挛跛盲眇，多病短寿，不孝不仁。"在自然界剧烈变化之时进行房事，不仅影响男女双方的身体健康，如果受孕生子，有可能出现先天性疾病和先天畸形，或出现临盆难产等情况。从临床观察来看，婴幼儿的先天性疾患，可能与孕前的生活环境或孕期感染及发热过度等因素有关，这说明夫妇房事生活充分注意自然界的异常变化是非常必要的，对优生优育有积极意义。

（2）行房地忌　所谓"地忌"，是指要避免不利于房事活动的不良环境。例如，《备急千金要方·房中补益》所说"日月星辰火光之下，神庙佛寺之中，井灶圊厕之侧，冢墓尸枢之旁"，一切环境不佳之处均应列为禁忌。良好的环境是房事成功的重要条件之一。不良的环境可影响男女双方的情绪，有害于房事质量，有时还能造成不良后果，在心理上留下阴影。有利于房事的环境，应是安静、少干扰、面积较小的房间，室内光线明暗适度，温度适宜。空气较为流通，卧具要干净。总之，一个安逸、舒爽的环境，对房事和健康有益。

6. 妇女房事禁忌

妇女具有特殊的生理特点，即指经期、孕期、产期及哺乳期，这是正常的生理现象。针对妇女的特殊生理，古代医家和养生专家提出了一些具体房中保健要求。主要有：

（1）经期禁欲　月经期性生活易引起痛经、月经不调、子宫糜烂、输卵管炎、盆腔感染，或宫颈癌等多种疾病，影响女方身体健康。

（2）孕期早晚阶段禁欲　妇女在怀孕期间，对房事生活必须谨慎从事，严守禁忌。尤其是妊娠前三个月和后三个月内要避免性生活。早期房事易引起流产，晚期房事易引起早产和感染，影响母子健康。

（3）产期百日内禁欲　孕妇产后，百脉空虚，体质虚弱，抵抗力低下，需要较长时间的补养调理，才能恢复健康。同时产褥期恶露未净，若再行房事，更伤精血，邪气乘虚而入，引起多种疾病。

（4）哺乳期内当节欲　在哺乳期内，喂养幼儿需要大量营养价值高的母乳。乳汁乃母体气血所化，若用劳损伤，气血生化之源不足，则乳汁质量不佳，影响婴儿的正常发育，还可引起软骨病、贫血等病。因此，在哺乳期应节制房事，安和五脏，保证婴幼儿的健康成长。

7. 注意个人卫生

大量的医学临床资料证明，很多疾病是因男女行房不注意卫生而引起的。例如，易引起的妇科病有月经不调、闭经、慢性宫颈炎、感染性阴道炎、子宫内膜炎、阴道黏膜溃疡等，引起的男科疾病可有尿潴留、急性前列腺炎、尿道滴虫病、尿路感染、阳痿等。因此，注意行房卫生是防病保健的一项重要措施，男女双方都要养成晚上睡前洗涤外阴的习惯。因男女外阴部位都是藏污纳垢之处，污垢中有大量细菌，男性要特别注意清洗包皮内垢。行房后也应清洗外阴，女性最好小便一次，起到冲刷外阴的作用，这对预防新婚"蜜月病"是很有意义的。根据有关性科学的调查研究报道，男女双方养成睡前洗涤外阴的习惯，不仅可有效预防妇科疾病发生，而且对维持男性生殖器的正常功能，提高房事质量都有很好的作用。

（五）劳逸适度

劳动和安逸都要适度，过则为害。

1. 过劳

过劳具体可以细分为三种：劳力，劳心，劳肾。

劳力，又称"劳形"，形体劳累，是最直观的劳动方式，长时间体力劳动，以及过度的用力，会导致精气血的消耗，积劳成疾，特别是体虚的情况下，身体恢复能力下降，甚至可能引起形体的损伤。劳力过度，一方面是短时间内精气的消耗比较大，脏腑之气消耗，功能减退。另一方面是长期的体力劳动过度，会导致筋骨肌肉关节的运动损伤，严重时甚至会产生形变。

劳心，又称"劳神"，由长期脑力劳动，或者操心过多，思虑过度而引起。这些行为都会消耗"神"，耗伤气血，最后表现出失眠、多梦、心悸、焦虑、食欲差、消瘦等症状。

劳肾，又称"房劳"，房事的劳损。过度房劳的危害前面已经详细叙述过。

此三者主要通过消耗气血精津神来影响生殖健康，产生的症状主要为诸不足，如腰膝酸软、眩晕耳鸣、精神萎靡、性功能减退、精气神不足、不孕不育等。

2. 适当运动

人体需要适当运动从而使气血得以流通，阳气振奋，不容易得病。譬如"流水不腐，户枢不蠹"，流动的水源不会发臭，门轴每天都转动就不长虫。过逸也可以总结为3个方面：好逸恶劳、疾病引起身体运动能力下降、不爱用脑。

好逸恶劳，身体不喜欢运动，气也难以运转。气机不畅，气血津液难以运转，影响脾胃等脏腑功能，形成气滞、血瘀、痰湿水饮内停、肥胖、倦怠乏力、胸闷气短、腹胀、肌肉无力等表现。这种情况在古代富贵人群中较为常见。缺乏运动及饮食过好，很容易导致一些"富贵病"。现代物质丰富，科技发达，人越来越懒，得这些病的人也多了。过于肥胖会影响到女性的月经周期、排卵、受孕功能，因此会影响女性的生殖功能。对男性来说，容易出现性功能的低下，包括精子的质量下降。

疾病引起身体运动能力下降。疾病长期卧床，身体虚弱，难以运动。这种情况会导致一些疾病发生，除了上面讲的那些，还有气血流通不畅形成压疮或者各种体内的炎症，脾胃不好，胃口下降，肌肉瘦削，阳气不足，抵抗力差，稍微一动就虚弱多汗等。在实际中，若自己动不了，家属可尽量辅助进行一些运动，如翻身、活动肢体等。

不爱用脑。人类能站在动物界的顶端，就是依靠智慧。脑子越不用越迟钝，年轻时尚不明显，随着年纪的衰老，精气逐渐衰少，神渐渐不足，记忆、精神、反应都会差一些。适度用脑，有益身心。

（六）填补精血

精血是生命正常运行的必要物质，容易被消耗，从而产生各种虚损性的问题，如腰膝酸软、阳痿、不孕不育等。一般可通过药物调理或食物进补等方式，缓解精血不足的症状。常用于补益精血的中药有鹿茸、黄精、熟地黄、山茱萸、淫羊藿等。也可以采取食物进补，如黑芝麻、黑米，以及牛肉、羊肉、鸡蛋、大豆等营养丰富的食物，这些食物蛋白质含量比较丰富，对于精血不足有一定的改善作用。

填补精血不是一味进食补肾壮阳的东西，这些东西大多比较滋腻，脾胃虚弱的人不易消化，反而给身体带来负担。另外现代人往往体内虚实夹杂，盲目吃一些补药往往会加重病情，所以一定要在医生的指导下进行。

除药物调理和食物进补外，还可以调节生活方式，辅助改善精血不足的情况。平时建议放松心情，避免焦虑，避免熬夜、久坐、过度疲劳等情况，以减少精血的消耗。另外，可以通过推拿按摩、针灸、气功等方法，以达到强肾保健的作用。

第三节　治未病与生殖健康

一、"治未病"概述

（一）治未病的理论内涵

1. 理论来源

《素问·四气调神大论》言："圣人不治已病治未病，不治已乱治未乱，此之谓也。夫病已成而后药之，乱已成而后治之，譬犹渴而穿井，斗而铸锥，不亦晚乎。"提出了上工治未病的养生观。后世经孙思邈发展为"上工治未病，中工治欲病，下工治已病"的思想，成为后世衡量医术的重要标志。治未病可以概括为"未病先防，既病防变，瘥后防复"三个方面，其核心与现代预防医学的"三级预防"理论十分相似，两者都是对健康状态的管理，从而达到远离疾病的目的。

2. 科学内涵

"治未病"，即防患于未然，包括未病先防、既病防变和愈后防复三个方面的内容。未病先防，即在疾病未发生之前，采取积极的预防措施，防止疾病的发生，体现了《内经》未雨绸缪、养生防病的思想。既病防变，即当其欲病之时，强调对疾病的早期诊断和早期治疗，将疾病消灭于萌芽状态；当疾病已成，应掌控病机，防止疾病传变和恶化。愈后防复，即在疾病将愈或愈后，重视综合调理，扶正健体，防止疾病复发。因此，"治未病"的核心，就是一个"防"字，充分体现了"预防为主"的医学思想。

（二）治未病的意义

1. 理论意义

《内经》在预防医学上，推崇"治未病"的养生理念，如《素问·上古天真论》开篇言："上古之人，其知道者，法于阴阳，和于术数，食饮有节，起居有常，不妄作劳，故能形与神俱，而尽终其天年，度百岁乃去。"也正是因为《内经》重视养生观，在中医学的养生保健中占有重要地位，甚至说它的养生观比治疗观更为人所知晓。总之，《内经》未病先防的养生观，对于当今研究预防医学、老年医学、康复医学等具有重要的借鉴意义。

2. 现实意义

健康、亚健康与疾病的状态是一个从量变到质变的不间断过程，治未病的目的是防止质变的发生，即防止发病。在疾病产生以前进行防治，消未起之患，治未病之疾，医之于无事之前，达到健康长寿的目的。而且近年来国家人口与卫生科技发展战略确定了要战略前移，即以疾病为主导向健康为主导转变，重预防、重保健、治未病，使人们逐步形成维护促进健康，不得病或少得病的意识和观念。"治未病"的理念也会为国家的经济发展带来一定的好处。美国医学研究所现代研究发现，在预防领域每投入 1 美元可以减少医疗领域约 6 美元消耗，足以证明"治未病"在当代临床的指导意义和价值。

（三）治未病的三个层次

1. 未病先防

根据中医学的发病原理，正气不足是疾病发生的内在原因，邪气是疾病发生的重要条件。因此，未病先防必须从提高正气抗邪能力和防止病邪侵害两方面入手。如《素问遗篇·刺法论》："正气存内，邪不可干。"调养身体，提高正气的抗邪能力，是预防疾病的关键。但是，防止病邪侵害也是阻止疾病发生不可缺少的手段，在某些特殊情况下，邪气亦可发挥主导作用。未病先防的原则和措施有：顺应天时，调和阴阳；积精全神，保养精气；饮食起居有常，劳逸适度；形体运动，气功导引；虚邪贼风，避之有时等。如在优生优育方面，要注重在经期、孕期及产后等特殊时期对饮食、起居、情志等方面进行有针对性的调护指导。

2. 既病防变

防止传变是在掌握疾病的发生发展及其传变规律的基础上，采取截断病传途径和先安未受邪之地的方法，防止疾病的发展或恶化。邪正斗争贯穿疾病的始终。在疾病过程中，由于邪正消长盛衰的变化，任何疾病都呈现由浅至深、由轻至重、由单纯到复杂的发展变化过程。如不及时诊治，邪气渐盛，正气渐衰，病邪就有可能由表入里、由浅入深，病情可能由轻到重、由单纯到复杂，以致侵犯内脏，治疗也就愈加困难。许多重病和疑难病，邪气盛，正气已衰，若早期诊治，祛邪外出，一般预后较好。否则，容易延误病情，甚至丧失治疗良机。

疾病的传变是有一定的规律和途径的。外感热病的传变遵循六经传变、卫气营血传变和三焦传变。内伤杂病的传变多遵循五脏之间相生相克规律、表里和经络传变等。当然现代医学的成果也绝不可忽视。根据疾病的传变规律，及时采取适当的防治措施，截断其传变途径，是阻止病情发展的有效方法。

3. 愈后防复

疾病初愈，临床症状消失，但此时正气未复、邪气未尽，尚未达到阴平阳秘状态，必须注意采取适当的调养方法及善后治疗，方能渐趋康复。防止因过度劳累、饮食或用药不当等因素而复发，即所谓劳复、食复、药复。注意避免引起复发的诱因，采取积极的康复措施，是愈后防复的主要方法。

二、治未病在维护生殖健康中的应用

临床中有许多患者各类检查没问题，但就是不舒服或者感觉虚弱，此时都可以应用"治未病"理念来解决问题。在疾病没有完全形成或者病情还未发展严重时，及早切断病情发展趋势，保障身体健康。中医学可以做到这一点，得益于对疾病动态的深刻认识。比如医生通过望闻问切察觉疾病有将要加重或传变的趋势，但暂未显现出明显的症状，此时治疗方法就会考虑这种趋势，及早截断病的势头。如清代温病学家叶天士根据温病的发展规律，热邪伤及胃阴，进一步发展，可损及肾阴，主张在甘寒养胃的同时加入咸寒滋肾之品，以防肾阴受损，并提出了"先安未受邪之地"的防治原则，可谓既病防变原则具体应用的典范。如在祛除病邪的过程中，发现正气不足以抵抗病邪，那么就要考虑扶助正气以抗邪。

总的来说，治未病可以概括为未病先防、既病防变、愈后防复三个层次。从现代医学角度讲，"治未病"主要的服务群体包括六大类：①身体健康、无异常指征、需保持最佳状态者；②体质有偏颇、有疾病易患倾向者；③自觉症状明显，但理化指标无异常者；④理化检查指标处于临界值，但尚未达到疾病诊断标准者，即疾病的易患人群；⑤慢性疾病稳定期需延缓发展、预防并发症者；⑥病已痊愈，但需预防复发者，或大病初愈、大手术后身体虚弱，需进一步调养康复者。

下面讲讲"治未病"理论在生殖方面的应用。

（一）在多囊卵巢综合征中的运用

多囊卵巢综合征是女性较常见的内分泌兼代谢性疾病，体现为差异性、多样性、多系统的慢性内分泌紊乱。中医学并无多囊卵巢综合征这一病名，根据其临床表现，将其分属于多种中医病证，如不孕症、月经后期、闭经、癥瘕等。"痰"和"瘀"是导致此病的主要因素。

此病以未病先防为主，首先要重视青春期患者或者高危体质因素女性的防治，其次要应用补肾调经法，重视月经周期的调节。月经失调是青春期多囊卵巢综合征的重要症状，表现为青春期月经稀发，不能建立规律月经，逐步发展为闭经，并伴有高雄激素血症的症状及体征时，应考虑多囊卵巢综合征。很多患者及家属忽视上述症状而未予及时诊治，到育龄期发展为典型的多囊卵巢综合征，在身体及心理方面给患者带来了极大痛苦。因此青春期多囊卵巢综合征的防治问题具有重要意义。在此阶段，中医通过补肾调经，以及起居、情志的调养，可以预防此病的发生。多囊卵巢综合征的主要病机为肾阴癸水不足，本病证长期停留在经后初期或偶尔进入中期。若病已成，综合运用补肾、健脾化痰、活血化瘀等法，可以建立人工周期。疾病初愈，此时若不注意调摄，极易复发。多囊卵巢综合征患者多因饮食不节、紧张劳累、缺乏运动及生活起居没有规律等因素所致，因此生活调摄是治疗该病的关键。建立合理健康的饮食及生活习惯，调畅情志，适当的体育活动，必要时可配合针刺疗法降脂减肥，则可有效地预防本病复发及并发症的发生。整体调摄使内分泌环境正常，方可预防多囊卵巢综合征复发及其远期并发症的发生。

（二）不孕不育症的治疗体会

不孕不育症强调早期治疗。不孕不育在实际中也包含流产，反复自然流产属中医学滑胎范畴，治疗上注重找准病因，如因他病而致流产，当先治他病。孕前调治非常重要，这是防止滑胎的关键。现代中医妇科名家罗元恺认为：治未病，须在下次未孕之前，加以调摄，增强体质，预防再次流产。防治之法，着重补肾以固本，除补肾健脾之外，还需积极辅以养血，只有脾胃气血充沛，体质健壮，才能使胎元旺盛，胎儿才能正常成长。再次受孕后，应及时预防性保胎，注意养成良好的生活习惯，保持心情舒畅。通过补肾健脾治疗，来培补先天，调养冲任，固肾养元，才能防止再次流产可能。

（三）异位妊娠的后期调理的重要性

异位妊娠保守治疗或保守性手术治疗的后期、长期调理是非常重要的。异位妊娠多由输卵管炎症所致，因此预防再次异位妊娠，提高正常妊娠率的关键在于改善盆腔环境及输卵管蠕动功能。经过积极的治疗和适当的调理，可以减少继发不孕和再次异位妊娠的可能。

以上仅举例说明"治未病"理论的临床应用。总的来说，就是告诫读者要重视自己的身体健康，要以预防为主，若有不适尽早就医，以免疾病逐渐发展。

第二章　精神调摄

　　在探索人类健康与心理状态之间的微妙关系时，我们发现心理因素对生殖健康具有深远的影响。本章将从精神调摄的角度出发，深入探讨如何用积极的心理状态促进健康，以及中医情志养生理论在生殖健康中的应用。通过合理管理情绪、适应环境、建立愉悦的人际关系及情绪的适当发泄，在精神层面上实现自我调节，从而为生殖健康打下坚实的基础。

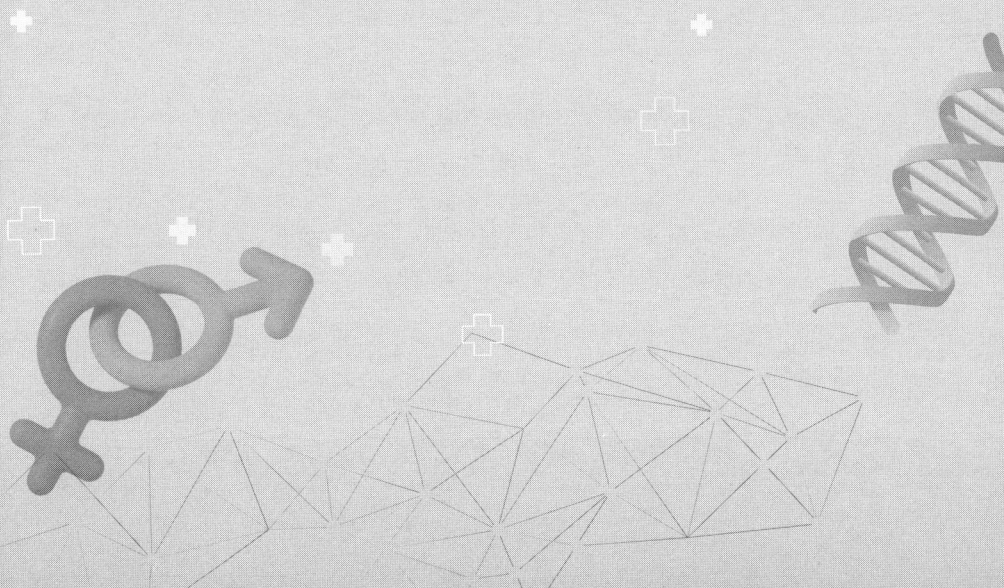

第一节　精神调摄概述

精神调摄，又称心理养生，中医称为"情志养生"，是在中医理论指导下，通过调节人的精神情志等活动，来保护和增强身心健康的一种养生方法。什么是"健康"？古人已经对健康有了明确的定义，"体壮为健，心怡为康"，健康的含义包括身体和心理两个方面。

随着人们的健康意识不断提升，越来越多的人开始认识到心理健康的重要性。然而，仍有些人对心理健康并不了解，不承认心理问题对人的健康会产生不良影响，或者对心理健康产生误解，把心理问题与精神病等同起来，排斥、嫌弃或抗拒自己或他人的心理问题，不能正视心理问题，以致不能有效疏泄、咨询或寻求帮助。其实，不健康的心理问题如同心理上的一个小感冒，可以恢复，也稀松平常。但是如果得不到重视，也可能会引发各种身体症状，影响人的生活质量，增加其他疾病的易感性，以及影响生殖健康等。

长期处于紧张、压力状态下，会引起女性排卵异常或闭经，男性精子数量减少、精子活动力降低和形态改变等。可见，心理因素是影响生殖健康的重要因素之一，值得引起我们的关注。为了说清楚这一问题，本章将从心理因素的巨大作用和心理状况对生殖健康的影响两方面进行阐述。

一、心理因素的巨大作用

（一）积极心理的作用

1. 延年益寿

所谓积极的心理，即心态平和宁静，遇事泰然，不急躁，能够做到"不以物喜，不以己悲"，抱有乐观、积极、向上的心态。如果拥有这样积极的心理，就可以起到延缓衰老、益寿延年的作用。

在《淮南子·原道训》中就有心理状态对"衰老"影响的描述："静而日充者以壮，躁而日耗者以老。"意思是说，心态平和宁静，精气日渐充实，形体也随之分外健壮；如果心态浮躁，心神易于躁动，精气日渐消耗，则形体必然容易过早衰老。可见，良好的心理状态可以延缓衰老。在《素问·阴阳应象大论》中也有类似的描述："是以圣人为无为之事，乐恬憺之能，从欲快志于虚无之守，故寿命无穷，与天地终，此圣人之治身也。"这句话是说如果可以做到身心平静、处事不惊，并进行积极的精神调摄，可达到延年益寿的效果。

2. 防病治病

积极的心理在人体健康中也起着关键作用，人的精神活动与精、气、血、津液和脏腑功能活动密切相关。心理宁静，情志畅达，就会使体内气机畅通，气血平和，脏腑功能旺盛，机体抗病能力也随之增强，从而起到未病先防，以及维护机体康复的作用。

在《素问·生气通天论》中有记载："清静则肉腠闭拒，虽有大风苛毒，弗之能害。"这句话的意思是说心理平和，机体状态就会正常，即使感受外邪的侵袭，也不会造成伤害而患病；反之，如果心理调节能力差，遇事容易躁动，则气机易于紊乱，脏腑功能失调，不仅可以导致疾病的发生，还可能影响疾病发展变化。这一病理现象，在《寿世青编·疗心法言》中就有描述："心君泰然，则百骸四体虽有病不难治疗。独此心一动，百患为招，即扁鹊华佗在旁，亦无所措手乎。"在临床上也有证实，很多疾病的发生发展与心理因素关系十分密切，比如高血压、糖尿病、恶性肿瘤、不孕不育症等。可见，要"疗病"，需"正心"，积极、健康的心理状态在疾病的预防、治疗及康复中都至关重要。

（二）心理暗示的产生

既然积极心理作用具有延年益寿、防病治病的作用，那我们如何保持积极的心理状态呢？积极的心理状态需要我们自己去调摄，其中心理暗示是简单易行的一种心理调摄方式。所谓心理暗示是指人或环境以不明显的方式向人体发出某种信息，个体无意中受到影响，并做出相应行动的心理现象。

积极的心理暗示，是指对某种事物强有力、积极叙述，让我们开始用一些更积极的思想和概念来替代我们过去陈旧的、否定性的思维模式。通过这种积极的自我暗示，无意中调节自己的心境、感情、爱好、意志乃至工作能力，在这种来自内心的积极刺激中，让人更加愉悦、舒适，从而更具动力，更加阳光，而达到意想不到的积极性的"连锁反应"。

积极心理暗示的关键是暗示，暗示就是用含蓄的、间接的方式，对人的心理和行为产生影响。其作用往往会使人不自觉地按照一定的方式行动或者不加批判地接受一定的意见或信念。最常用的方式就是自我暗示，是通过语言、环境等对自我刺激的过程。这种暗示来自内心，通过主观想象或信念某种特殊的事、物、人的存在，据此来进行反复的自我强化的过程，从而达到改变行为和主观经验的目的，同时引起心理以及生理上相应的变化。它可以是有意的或无意的，但结果都可能产生心身效应。积极的自我暗示能增强个人的自信心，消极的自我暗示则会影响个人的心理健康。

那么，如何来实现积极自我暗示呢？这里，就教给大家几个简单的自我暗示方法。可以是语言也可以是想象，不妨从今天起，一起床就对自己暗示"我今天会迎来美好的一天""今天的天气可真好，我相信今天是会拥有好运的一天"，或者照镜子的时候，对自己说"我今天心情很开心""我今天真有精神""我今天看起来帅极了"等。让自己随时都可以沉浸在这种积极的"心灵鸡汤"中，即使当生活中遇到不如意、不顺心的事情，也可以泰然处之，从容应对，鼓励自己去战胜困难，就会最终收获好心情、好结局。好心情和坏心情都会有"蝴蝶效应"，当我们拥有好心情时，头脑清醒，遇事冷静，处理事情就会高效，反之坏心情则会导致越来越糟的结果。

从医学角度讲，积极健康的心理暗示，不仅是一种简单可行的精神调摄方法，也是一种生活态度。积极的心理暗示能使一个人保持良好的精神状态，而且还能治病，能使病情向好的方面转化。相反，消极的心理暗示会使一个人的精神崩溃，影响生殖健康或者使病情加重。

二、心理状况对生殖健康的影响

"生殖健康"，从医学角度上讲，就是指一个个体能够成功生殖。目前，人类的生殖健康面临着严峻的挑战。从男性方面而言，由于生活压力、经济压力、家庭压力不断加大，生活习惯的快节奏，环境污染、公共卫生疾病的流行等因素，全球约有 10% 的男性患有不育症。男性生殖系统发病率逐步增加，精子质量呈逐渐下降趋势。尤其是前列腺疾病的危害较大，该病常常造成性功能的障碍，给男性造成很多困扰。据统计，中国 20 岁以上男性中患有慢性前列腺炎的比例达到 30%～40%。

从女性方面而言，女性同样面临巨大的生活、工作、家庭压力，环境和生活等各种不利因素，出现的生殖健康问题往往较男性更多。其中，良好的受孕和母婴安全是女性生殖健康的核心内容，妊娠和分娩是最易发生危险和意外的两个过程，常常与女性的生殖、生命健康联系在一起。据《2012年中国育龄女性生育环境抽样调查》统计数据表明，近年来我国适龄产妇的不孕患病率大幅增长。在21世纪，国内适龄女性不孕的平均发病率为12.5%～15%。而20世纪70～80年代，国内不孕不育率仅1%～2%，与之相比近年来发病率上升了近10倍。发病率升高，主要是与环境污染严重（如汽车尾气的排放、绿植的破坏等）、生殖知识普及不够、反复流产、工作压力增大等多种因素相关。据统计，目前不孕不育患者已超过5000万，占育龄夫妇比例的1/8，而西南地区不孕不育发生率可能更高，高达20%左右。此外，目前由各种因素导致的女性自然流产率也逐年升高，高达10%～15%。二者相加，可以初步预估国内更为真实的不孕不育患病率可能更趋向于25%～30%。这就意味着，可能每四对或者每三对夫妇，就有一对正为不孕不育而苦恼着！可见，育龄夫妇不孕不育已经成为社会难题，而牵动着家庭、社会的心。

影响生殖健康的因素有很多，如情志因素、环境因素、营养因素、病原因素等。其中，情志因素是影响生殖健康的重要因素之一。人的情绪对于生殖健康具有极大影响。积极愉快的心情会给人以正面的反馈，有益于人体的生殖、发育、生长；而消极的情绪则会带来负面影响，恶性循环，使事情越来越糟糕，从而诱发疾病，或使原来的病情加重。从现代医学角度来讲，如果人处于良好的情绪心理环境中，可以使机体处于最佳状态，而使免疫系统达到最适、最佳状态，从而更有效抵抗疾病，延缓生殖危害。在这一节中，我们具体以男性、女性各两种常见生殖系统疾病为例，介绍情志因素对生殖健康的影响，帮助大家了解心理状态对于生殖健康的至关重要性。

（一）情志因素对女性早发性卵巢功能不全的影响

早发性卵巢功能不全是一种多系统的慢性内分泌紊乱性疾病，是导致女性"未老先衰""不孕"的疑难病种之一。近年来其发病率逐年上升，且呈年轻化趋势，在我国平均确诊年龄为 29.8 岁，已经严重威胁到患者的身心健康和生育要求。现有研究表明，半数以上的早发性卵巢功能不全患者病因不明确，具体表现为患者从月经稀少开始，1 ～ 6 年就会进展至卵巢功能衰竭的阶段，表明了疾病进展的速度和病情变化的程度。与此同时，明显的低雌激素症状影响着患者身心健康。其中，烦躁、抑郁、焦虑等消极情绪甚为显著；加之引发不孕的诊治难度影响家庭经济状况和生活氛围，导致患者心理压力剧增，对疾病的治疗产生不利影响。因此，关注患者的心理健康，助其做好情志调理在防控早发性卵巢功能不全发病和治疗中尤为重要。

情志因素是早发性卵巢功能不全的重要因素之一。其原因可能是女性在兼顾家庭和工作的同时，面临的压力与日俱增，当压力超出自身调节能力时，便容易产生焦虑、烦躁等各种负面情绪，且对身体各脏腑功能产生不良影响，引发内分泌紊乱，现代医学称为身心应激。长期积压的消极情绪或骤然而至的巨大情感刺激，就会导致机体出现神经－内分泌－免疫功能紊乱，而出现情感行为异常、免疫功能低下和神经内分泌功能异常，而见月经后期、闭经、不孕等表现。在动物实验研究中，用慢性不可预知方法刺激小鼠，发现受刺激小鼠的一般情况明显变差，动情周期紊乱、延长、停滞的例数增多，表现为卵巢功能紊乱，并出现行为学改变等抑郁症状，分析原因，可能与内分泌紊乱有关。可见，心理因素可导致卵巢功能早衰的发生，中医学称为"因郁致病"；而与此同时，卵巢功能早衰的患者又较容易紧张、担忧，焦虑、烦躁易怒，对刺激反应过于强烈，且自主神经功能稳定性差，情绪不稳定等，中医学称为"因病致郁"。从而呈恶性循环状态。因此，调节情志，关注自身情绪健康在卵巢功能不全发病发展中起着至关重要的作用。

（二）情志因素对女性不孕症的影响

不孕症是指在没有采取避孕措施的情况下，夫妻规律进行性生活至少 12 个月，但女性仍未受孕的现象。截至 2018

年，据流行病学调查统计，在中国约有 25% 的育龄夫妇存在不孕不育的问题。据世界卫生组织预测，不孕症将成为 21 世纪的第三大疾病，仅次于肿瘤和心脑血管疾病。负面的、消极的情绪会导致不孕症患者正常的生理功能和社会活动，从而不利于不孕症患者的治疗和恢复，更容易产生焦虑、抑郁等情绪。据统计，在中国不孕症患者中，抑郁症状和焦虑症状都普遍存在，严重程度往往显著高于一般人群。此外，在不孕不育夫妇中，女性更容易受这些不良情绪影响。情志因素在不孕症发生中起着重要影响的原因可能与女性生理、心理特点密切相关。

女性在成长成熟阶段一生中会经历月经、妊娠、产褥、哺乳等正常生理过程。中医学认为，这些生理过程，经、带、胎、产、乳均以血用事，而肝主藏血，因此，有言"女子以肝为先天"，肝又主疏泄，其中疏泄情绪是其中的一个方面。所以，情志因素导致女子不孕症是通过对脏腑功能的影响来实现的。其中，肝的疏泄功能失常是情志因素导致不孕的关键之一。清代著名的中医妇科专著《傅青主女科·女科上卷》中有记载："嫉妒不孕……谁知是肝气郁结乎……其郁而不能成胎者，以肝木不舒，必下克脾土而致塞。脾土之气塞，则腰脐之气不利。腰脐之气不利，必不能通任脉而达带脉，则带脉之气变塞矣。带脉之气既塞，则胞胎之门必闭，精即到门，亦不得其门而入矣。其奈之何哉？"这段话把女性不孕的产生原因描述得非常明白。凡育龄妇女之病理变化，如不孕，往往与中医肝的功能关系密切，其中肝气郁结的病变最为突出。如果女性平素属于性情易于郁结，总是情绪低落，或者易受七情内伤则可导致情怀不畅，情志疏泄不畅；同时由于经久不孕，伴随着家庭压力，常常会继发肝气不舒以致情绪低落，肝之疏泄失常，气机不畅。二者互为因果，肝气郁结日益加重，以致冲任不能相资，不能摄精成孕。又根据中医五行关系，肝郁克脾，脾伤而不能通任脉、达带脉，而导致任脉、带脉功能失调，从而胎孕不受，而出现不孕之表现。可见，情志因素在不孕症这种心身疾病中的作用是不可忽视的。

因此，临床上辨治女性不孕症的过程中，应该充分重视情志因素的重要性，往往是从肝论治。正如张洁古所言："治胎产病，皆从厥阴论治。"厥阴即是说足厥阴肝。另外，明代万密斋的《万氏妇人科·种子章》详细描述怎样的情绪状态有助于怀孕："种子者……女则平心定气以养其血……忧则气结，思则气郁，怒则气上，怨则气阻，血随气行，气逆而亦逆。此平心定气，为女子第一紧要也。"可见，如何调节自己的情绪，以及使备孕女性处于心平气和的外部环境中，在女性备孕、胎产中十分重要。

（三）情志因素对男性慢性前列腺炎的影响

慢性前列腺炎是成年男性的常见疾病，据文献研究报道其发病率为 6% ～ 32.9%。慢性前列腺炎临床以小腹或会阴部慢性疼痛，以及排尿异常等症状为主要表现，其发病缓慢，易反复发作而缠绵难愈，故被美国国立卫生研究院列为影响患者生活质量最严重的泌尿男科疾病之一。现代医学认为，慢性前列腺炎发病机制涉及多种因素的相互作用，目前治疗效果有所局限。中医学根据慢性前列腺炎病因病机及症状，将其归属于"精浊""淋浊""白浊"等范畴。

心理因素被认为是影响慢性前列腺炎发病和转归的一个关键因素。据报道，超过一半的慢性前列腺炎患者，可能具有焦虑、紧张等不良身心症状。《素问·痿论》中已有"思想无穷，所愿不得，意淫于外，入房太甚，宗筋弛纵，发为筋痿，及为白淫"的记载，明确提出了慢性前列腺炎发病与精神心理因素有关。肝主疏泄的生理功能，还表现在其畅达气机以调节情志的作用。肝疏泄功能正常气血和畅，则心情愉畅。而情志是机体对外界客观事物的刺激所作出的情感方面的反应，情志不畅亦可影响肝疏泄的功能。因此，在治疗慢性前列腺炎时，理应重视心理疏导，畅怀于服药之先。调摄情志，适劳而远逸，对于慢性前列腺炎的防病治疗至关重要。

（四）情志因素对男性不育症患者的影响

据统计，在工业发达人口稠密的现代化城市，男性不育症患者发病率高达15%。至2008年，全世界有男性不育症患者1.5亿。而在中国平均每百名生育男性中，男性不育症占30%～40%，并且每年以5%递增。可见，现今比例更高。在治疗上，目前主要集中在疾病本身即生物学因素方面，对情志因素却有所忽略。

在生殖医学领域中，情志因素在不育症中所起的作用是复杂而微妙的，甚至在某种程度上会成为治疗成败的决定因素，因为情志因素常与身体因素紧密联系在一起。中医对其认识更加深刻，七情作为内伤因素之一，情志的异常必然会导致脏腑的功能失调，气血运行的紊乱，从而影响生殖健康并表现为外在的症状与体征。有学者根据情志因素在男科学领域的影响，在社会—心理—生物医学模式及中医整体观的背景下，提出"情志性不育症"的概念。

"情志性不育症"是指本身并无器质性病变，由于精神情志因素造成的不育。通常认为压抑、紧张的情绪长期得不到释放，而影响内分泌—自主神经系统—性腺轴的异常，从而导致相关器官的功能失调。临床上，常见的焦虑、紧张情绪，可能由于部分患者盼子心切、工作生活压力大，在心身相关机制下引起不育，从而导致"情志性不育症"。一旦情绪舒畅，消除了不良精神因素的刺激，经过精神调摄，不需要用针对生殖类的药物，自然而然生理机制就会恢复正常。医学心理学研究发现，"情志性不育症"患者的性格多具有抑郁症的表现，以抑郁心境、思维缓慢、意志活动减退为主要临床表现。例如情绪低落，自我评价过低，有自卑感，主动性活动减少，不愿参加社交活动，甚至出现病理性意志增强，焦虑不安，易暗示性的神经质倾向，有的还有癔症表现。中医学认为，肝主宗筋，肾主生殖，乙癸同源，人体的生殖功能和肝肾两脏关系最为密切。人的精神因素影响到肝，肝失条达，气机郁滞，全身的气血运行失常，肝肾的生理功能受到损害，因而出现生殖功能减退。可见，良好的情志状态对于男性不育的防治至关重要。

第二节　中医情志养生概述

中医的情志养生文化更体现了浓郁的传统文化韵味，它的形成与发展有着深厚、丰富的思想与文化底蕴，可以说是中国传统文化观念在人体医学健康领域中的必然延伸。本节将从情志养生的基础理论与生殖健康和疾病的关系进行阐述。

一、情志致病的认识

（一）情志致病的传统医学认识

关于"情志"一词的认识，先秦哲学中认为其是"认知"的产物，随后在《灵枢·本神》中详细解释为："任物者谓之心……因虑而处物谓之智。"情志是经过"任物"进而转成"意志"，继之成"思虑"这一复杂过程形成的，是人对于外界应激事物的不同反应。《内经》定义情志包含七情及五志，是由人体脏腑的精气所化生而来，是脏腑正常生理活动的一种反应和外在表现，属于人体正常的心理活动范畴。当情志活动太过或不及时，就会伤及脏腑，导致疾病发生。

在《内经》《伤寒杂病论》《神农本草经》等古籍中不仅陈述情志因素对疾病的影响，还明确了情志致病的机制主要通过引发气机障碍、影响脏腑功能而致病，为情志致病的理论奠定了初步的基础。在宋代陈无择所著《三因极一病证方论》中，七情被视为致病的重要因素之一。金元时期，张从正对情志致病进行了总结，情志因素导致的病种种类归纳起来多达 50 余种，并得出当七情超越生理调节阈值时，就会产生耗气、伤神、损精等病理变化，从而导致多种病证的发生和发展。明清至近现代时期，学术界提出建立及大力发展中医心理学，使情志致病理论研究成为热点。大多数学者认为人体情志功能离不开五脏的调节，肾为诸生理心理表达之基石，心为七情发生之先导，肝是七情顺畅表达之保障，脾胃为七情调衡之中枢，肺为情志活动之辅助。可见，七情与五志之间有着复杂的联系。

（二）情志致病的现代医学认识

现代医学研究心理因素致病多从情绪致病角度出发，将情绪定义为人体对于客观事物的态度反应及行为表现。将人体情绪划分为主观感受、生理应激及外在行为表现三部分。致病情绪的产生与外界事件刺激、机体自身性格及认知、应对方式等多种因素相关。冯特的情绪三维理论提出：紧张、激动、不愉快等负性致病情绪刺激，若激发强烈、持久会对人体健康造成一定的影响。美国心理学家南迪·内森的一项调查发现，人生不如意十之有三。因此，日常生活中消极情绪常伴左右，稍有处理不当就会受制于负性情绪，受其影响时间过长，会影响正常家庭及社会生活，身体各系统活动也会紊乱而酿成各种疾病。不同情绪会引起不同生理反应，悲、恐、怒等负性情绪常会引发机体心率加快、血压骤升、血管急速收缩等生理反应，进而使机体失衡，增加患病概率。人体健康、疾病的发生多与负性情绪关系紧密，情绪致病中愤怒情绪占比最多，情绪诱发较急或情绪刺激较久的致病风险较高、影响较大。

二、情志养生的基础理论

中医学对情志养生的论述主要体现在形神合一、心主神明、七情致病几个方面，我们将一一阐述。

（一）形神合一

"形神合一"是中医学的生命观，又称为"形与神俱"，或叫"形神相印"，即形体与精神的相互统一。所谓形，是指整个机体的外在表现，是物质基础；所谓神，是指精神意识、思维，以及生命活动的外在表现，是功能作用。形体健壮，必然精神饱满，生理功能正常；精神旺盛，又能促进形体健康。为了保持思想活动的健康和防止内在情志刺激因素的产生，必须培养乐观的精神、开阔的胸怀、恬静的情绪。

中医学认为"神"是人体活动的主宰，早在《内经》时期就已经形成了较完整的理论体系。"神"的产生分属于五脏，但总统于心，统帅人体脏腑组织的功能活动，故喻为君主。中医学认为，"得神者昌，失神者亡"。可见精神活动失调是发病的内在依据。因此，认为保养心神、调摄精神是养生保健的首要问题。所谓"神明则形安"，这是养生的根本原则。中医养生的方法很多，但从本质上来看，不外"养神"与"养形"两大部分，即所谓"守神全形"和"保形全神"。不论是"守神"，还是"全形"，都是通过实现"神明则形安"，而达到"形与神俱"的目的。只有这样才能使人的心理活动处于"阴平阳秘，精神乃治"的正常的阴阳协调的状态，从而保证人体充沛的精力，达到"正气存内，邪不可干"的境界，这是摄生防病的前提。

现代医学研究也证明，精神失调引起的不良情绪可以使人体功能紊乱，发生各种心理、生理疾病乃至心身疾病。而人体脏腑功能发生病变，也会引起明显的情绪变化。这和中医学提出的"形神合一"的理论是完全一致的。由此可见，积精全神是中医养生之大法，是健康长寿的根本。因此，中医强调在摄生保健时，不仅要炼形，更重要的是调神。

（二）心主神明

心主神志，是指心主管人的精神、意识、思维活动。这不仅仅是人体生理功能的重要组成部分，而且在一定条件下，还能影响整个人体各方面生理功能的协调平衡。正如《素问·灵兰秘典论》中说："心者，君主之官也，神明出焉。"《灵枢·邪客》中也说："心者，五脏六腑之主也，精神之所舍也。"

人的精神、意识和思维活动，是大脑的生理功能，即大脑对外界事物的反应，但在中医学中认为人的精神、意识、思维活动不仅归属于五脏，而且主要归属于心。心主神明的生理功能与心主血脉的生理功能密切相关。血液是神志活动的物质基础，正因为心有主血脉的生理功能，所以才具有主神志的功能。正如《灵枢·本神论》中所言"心藏脉，脉舍神"。因此，情志养生就要"御神""养神"。

（三）七情致病

喜、怒、忧、思、悲、恐、惊中医学谓之七情。在正常情况下，七情活动对机体生理功能起着协调作用，不会致病。而七情太过是引起人体疾病的一类重要原因。七情对人体刺激过大过强，超过了正常的限度；或是刺激过久，长期不断，而个体又缺乏移情易性的能力，就可以导致阴阳失调，气血不和，经络阻塞，脏腑功能失常而发生疾病。根据五脏五志模式，认为喜、怒、悲、忧、恐即五志，分属五脏，分别为心"在志为喜"，肝"在志为怒"，脾"在志为思"，肺"在志为忧"，肾"在志为恐"。

因此，不同情志变化，会损伤不同脏腑。正如《素问·阴阳应象大论》中说"怒伤肝、喜伤心、思伤脾、忧伤肺、恐伤肾"。情志的异常变化伤及脏腑，从而影响内脏的气机，使气机升降失常，气血功能紊乱，从而影响脏腑的功能，影响疾病的发生、发展。脏腑气机失常的具体表现是"怒则气上""喜则气缓""悲则气消""恐则气下""惊则气乱""思则气结"。所谓"怒则气上"，是指过于愤怒，可使肝气的疏泄功能失常，横逆而上，甚至血随气逆，并走于上，蒙蔽清窍，引起昏厥。《素问·生气通天论》中"大怒则形志绝而血菀于上，使人薄厥"就属于这类。过度地喜笑，以致心气涣散，精神不能集中，是谓"喜则气缓"。过度地悲哀，以致意志消沉，肺气耗伤，是谓"悲则气消"。过于恐怖，以致肾气不固，气陷于下，二便失禁，是谓"恐则气下"。突然受惊，以致心无所依，神无所附。慌乱失措，是谓"惊则气乱"。思虑过度，以致气机阻滞，脾胃运化无力是谓"思则气结"。临床实践证明，精神刺激、情感所伤能够影响脏腑的功能，这是肯定的。至于七情伤哪个脏，引起何种气机变化，是比较复杂的。由于机体是一个统一的整体，所以不能机械而论。

根据七情理论，情志异常引起气机升降出入失常，气血运行紊乱，进一步影响脏腑及经络功能活动，最终导致脏腑损伤。如"喜伤心，怒伤肝，思伤脾，恐伤肾"。其中对生殖疾病而言，以心、肝、脾、肾四脏为主，尤以肝的疏泄功能失常为关键。

1. 七情太过首先影响心神

"胞脉者属心而络于胞中，心气不得下通，则胞脉闭阻"，可出现闭经、不孕等。但需要指出的是心虽主血脉而贵为"精神之所"，但必须有肝疏泄功能的参与，才能正常运行。

2. 怒伤肝

肝主疏泄，一方面调畅气机，另一方面舒畅情绪。若气机升降失常，疏泄失职，枢机不利，肝血暗耗，血海空虚，胞脉失养渐至闭经；或肝气郁结，气机壅遏，气滞血瘀，胞脉受阻，经涩不行而见月经量少、闭经等疾病。冲任属于肝，经、孕等妇科疾病好发于肝经循行部位，故"天癸既行，皆从厥阴论之"。有研究表明，多囊卵巢综合征患病与七情因素密切相关，其中肝郁型占一半以上，而七情中"怒"的评分显著高于其他组，可见易怒急躁易导致其发生发展。从现代医学角度而言，过"怒"与受试者体内催乳素的分泌呈正相关，卵巢的分泌功能失常，与体内激素如促卵泡生成素、黄体生成素等水平失调有关。因而，调畅情志以祛除病因是中医治未病的重要思想体现，也指导着多囊卵巢综合征等妇产科疾病的预防、调摄及治疗。

3. 思虑伤脾或肝郁克脾

脾伤则经血无源，出现月经量少，月经后期甚或闭经；脾居中州，为气机升降之枢纽，情志变动，脾气不得正常升降，可致气滞或气结，气血运行受阻而见妇科诸病。此外，若妇女哀愁过度，思想结于心而伤于脾，脾伤则不能正常运化水谷精微，化源不足，导致月经血少色淡、怔忡崩漏甚至血枯经闭等。正如顾靖远《顾松园医镜·卷十六》所言"有因郁结伤脾，郁火发而逼血妄行先期者；亦有因郁结伤脾，致血少后期，甚至闭者"。以及《寿世保元》在治疗妇人脾经失血、少寐、发热盗汗时，认为其中的原因之一便是"忧思伤脾，不能摄血，以致妄行"。

4. 恐伤肾

恐则气下，使肾气不能正常布散，进而损伤脏腑精气，影响女性经、孕等正常的生育功能，耗伤精血。情绪所伤，则肝气郁结，气郁日久化火，暗耗营血，而致心脾伤损，阴血化生无源，血不养精，进而导致肾精匮乏，天癸失充，冲任失养，胞宫胞脉失荣，则血海不能按时满盈，经水匮乏，最终导致早衰及经、孕等妇科疾病。惊恐属肾，为肾之志。《素问·举痛论》有言："恐则气下，惊则气乱。"惊恐的刺激可使人体的气机紊乱，人们突然受到恐吓惊吓，可见小便失禁，心神不定，惊惶失措，甚则昏厥或死亡。最为耳熟能详的是《三国演义》中记载长坂桥一战中，夏侯杰被张飞大喝惊吓而坠马身亡。肾为先天之本，"主骨生髓"，而脑髓又与脑主神明的功能密切相关。肾精在女性的发育生殖过程中发挥着重要的作用，主宰着女性的生长、发育及衰老的全过程。

第三节　精神调摄方法

前文已言情志因素对于生殖健康的重要影响，那我们应该如何调摄情志呢？本节将从合理管理情绪、积极适应环境、愉悦的人际关系、情绪的发泄与释放四个方面进行阐述。

一、合理管理情绪

（一）乐观开朗

乐观开朗与情绪稳定密切相关，是心理健康的重要标志之一。人的情绪与人的需求是否得到满足相联系。当人的需求获得满足时，便产生了积极的情绪，如愉快、满意、高兴、欣慰、欢乐等。而当人的需要得不到满足时，就会产生消极情绪，如焦虑、忧伤、沉闷、愤怒等。那么，如何保持乐观开朗呢？就是要"知足者常乐"，"笑一笑，十年少"，快乐会使人心情舒畅，祛病延年。知道满足的人总是快乐的，要学会从身边的小事中去寻找一些"小确幸"，就是微小而确实的幸福，感受生活中小小的幸运与快乐，时时在每个瞬间收获内心的宽容和满足，积蓄能量。

著名生理学家巴甫洛夫说："乐观是养生的唯一秘诀。"我国春秋战国时期的管子认为：人的生命，必须以欢乐为其主要情志，多忧则有失生命的意义，多怒则有失生命的纲常，如某人多有悲痛、忧愁、愤怒而少有喜悦，这就大有违养生之道了。古代养生学家认为，养生就是养性、养神、养心。"志意和，精神定，悔怒不起，魂魄不散，五脏俱宁，邪亦安从，奈我何哉。"古人认为心神安定，情绪怡然，能抵御邪气的袭扰，保持人体的健康。培养高尚的情操，开朗乐观、豁达大度的性格，可以防止忧郁、愤怒等消极情绪的滋生。性格开朗是胸怀宽广、气量豁达所反映出来的一种良好的心理状态。性格开朗，胸怀豁达，就会使津血和，气机畅，从而有益生长、生殖、发育，促进健康，五脏安和，祛病延年。古人有云"宰相肚里能撑船"，心胸开阔，身心不易受到伤害，从而达到养生目的，而能祛病防衰，促进生殖健康。

（二）积极生活

人在日常生活中，最怕无所事事，内心空空，这样的生活极易引起空虚感、孤独感和被抛弃感，甚至会使一些人感到自己在等待死亡的降临，这对于人的心理健康是十分有害的。因此，采取积极的生活方式，对于保持心理健康是非常重要的。积极的生活方式是指有所追求、有所向往的生活方式。

心理学家通过实验观察到，有所追求、有所向往是心理健康的必要前提。没有追求、没有向往的消极生活方式，容易引起人们的心理衰老，甚至会使人过早地走向死亡。美国心理学家曾做过一个调查，发现在重大节日前（比如圣诞节、总统大选日等），老年人死亡率特别低，而重大节日以后的一段时期，老年人死亡率会一下子猛增。他们认为这一现象是因为追求和信念支持了老年人濒临衰竭的生活活动和心理活动，给人希望和目标，从而延缓了死亡的降临。

进取心是一种积极的心理状态，是长寿的重要因素之一。有进取心的人有执着追求，有目标，遇到困难不气馁，能够刻苦钻研，发奋学习。多动脑，勤动手，坚持力所能及的体力活动，可以延缓大脑衰老，又可延缓机体衰退。

积极生活对于人的每个时期都至关重要，尤其是老年人。老年人要积极面对生活，不要因为机体的衰老而看低自己，认为自己是无用的，要对自己有信心，要有"不服老"的自我意识，要在心态上"不老"，做一些自己能做的事情武装自己，充实自己的生活。有了这种不认老、不服老的精神，才能以积极的姿态投入生活，才能使生活更充实，更有意义，才能采取积极的生活方式。那么，怎么采取积极的生活方式呢？主要有两个方面：一是找准自己的兴趣点；二是生活要有目标。

找准兴趣点就是要选择自己感兴趣的事，充实自己。比如读书就是一个很好的兴趣，且是各个时期都适用的一种怡情方式。所谓"开卷有益"，即读书有益于人体的健康。读书不仅使人聪慧，还能使人长寿。宋代一位御医说得好，"书者，舒也"，其"辞义典雅，读之者悦然，不觉沉疴去体也"。读书可以调节人的心理，对心理性疾病的治疗效果是确切的。美国有学者对700多名老年人进行调查，连续5年测试结果表明，经常读书看报、坚持动脑的老年人阿尔茨海默病的发生率比正常人要低2.6倍。著名学者梁启超也把书的作用概括为四点，即熏陶、动情、感悟、超脱提升。可见，好的书籍犹如一名技艺高超的心理医生，在人阅读的过程中通过精神—神经—血管—内分泌通路的协调，使血液循环、新陈代谢的功能不断得到加强。人与书中情节的共鸣，可以产生出认知趋同、灵魂净化、意志振奋的效果。读好书使人获得无穷乐趣和心理上的满足，使人反应机敏、思路清晰，对生活充满信心。此外，其他适合的兴趣，如书法、下棋、球类等，都可以起到怡情的作用，从而有利于生殖健康，祛病延年。

其次，生活要有目标，无论是远大目标，还是旅游或读书等近期目标，都会让人有更多的信念和支持，比没有目标的人强得多，并可降低各种疾病发病率、死亡率。尤其是对老年人，使人年老的不仅是岁月，更是理想和目标的失去，没有灵动的躯壳，还能活多久呢？有目标的人，有精神支柱，才不容易衰老。

人在不断地追求和满足需求上，还要注意人贵有自知之明，不要盲目与他人比较，否则容易产生心理失衡，而使压力积聚。当然，通过不断努力，可以满足欲望，但欲望不要肆意滋生，而无止境，要掌握一个"度"，重在把握平衡。所以做人必须学会放弃，学会自我减压。只有这样才能摆脱心理上的不平衡，也就是要恬淡虚无，乐观向上。

二、积极适应环境

（一）随遇而安

随遇而安，顺其自然。《内经》养生的宗旨强调做人、做事都要顺其自然，守时、守位并始终保持这种情志。《内经》讲的"顺其自然，因天之序"，是春夏秋冬，是东南西北，是十二时辰，是生发、生长、收敛、收藏。道理虽然很简单、很浅显，但想要真正做到，却很难。原因很多，其中最重要的一点，就是我们现在的生活节奏快、工作压力大、人际关系复杂等所有的这些外部因素，直接导致我们不良的生活习惯，如吸烟喝酒、通宵熬夜、放纵性欲等，最终结果是我们精气耗尽，而疾病缠身。顺其自然的养生就是健康长寿不靠别人、不靠药，而是完全靠自己。《内经》不讲药，其中只涉及十三个方子，而且都特别简单。其认为健康长寿是一个积累精气，休养生息的过程，靠的是吃好、睡好、消化吸收好，控制好欲望和情绪，调理好生活习惯，只有这样人才能真正保持健康。

在对待生命本身的问题上，老子也要求人们控制自己的欲望，既不要过分地追求长生，也要随遇而安。老子虽然重视养生，但从不盲目。他认为由生到死是一个自然的过程，要顺其自然，采取适当的方法，而不是采用极端的或过分的措施。有一位著名书画家对于"随遇而安，知足常乐"有自己的理解，他有句座右铭"知足，知不足，不知足"，就是要抱有这种一切顺其自然，随遇而安的心态，不刻意追求，才能更加大度、豁达。

（二）恬淡虚无

古代养生学中提倡"清静无为"与"恬淡虚无"。这两句话源于古代老庄的哲学思想，但对于养生具有重要指导意义。

这里所谓的"清静"，不是绝对的静止，不是不用脑子思考问题；"无为"也不是无所作为，混日子，而是指一种比较积极的生活精神，专心致志，不想入非非，全身心投入，不受干扰。人最大的精神包袱在于患得患失、斤斤计较、追求名利、贪求无度。欲望会导致人心理上不满足、不平衡，从而导致情绪悲观失望，使自己活在孤独之中。这一切欲望来自不清净的心，心清一身轻，心是我们欲望要求的中心。如果能把欲望放到最低点，要求的东西达到越少越好的地步，这样你的心就会清静了。静中存在着力量、自由和真正的快乐。保持"清静"，心理功能才处于一种平衡状态，使得全身心协调一致。机体这种和谐一致，于健康是最有利的。"清静无为"的思想，核心就在于培养人们抵御干扰的能力，使人体自身处于一种忘我的境地。

"恬淡"是道家之语，意思是心境安宁。"虚无"是心无杂念的意思。所谓"恬淡虚无"就是不动欲念，心情平静。这句话本出自道家养生学派所主张的"恬淡虚无，抱本余神"，中医养生很重视这个问题。在《素问·上古天真论》中具体运用了这一观点，提出"恬淡虚无，真气从之，精神内守，病安从来"这个观点，在今天仍有一定的价值。矛盾存在于一切事物之中，正如硬币有两面，故偶遇不快之事务，应做到清理心中之怒气，梳理心中之遗憾，这样就能使心态自然，气血通达，有利健康。这里的"恬淡虚无"并不是提倡"超尘出世"逃避现实的生活态度。而是作为一种精神养生的方法，其意在求得精神上的安宁与健康，即在日常的生活中要保持愉快的情绪，而不患得患失，欲念纷纭。内心的平静，是心灵深处的恬然、安谧、舒适和自在。心静，并非什么都不想，而是"不思声色，不思胜负，不思得失，不思荣辱，心无烦恼，形无劳倦"的一种精神境界。只有到达这种境界才能忧患不生，疾病不入，保持身心、生殖健康。

三、愉悦的人际关系

（一）厚德载物

人要宽厚待人，即"厚德载物"。人要常存宽厚之心，宽以待人，严于律己，保持和谐愉悦的人际关系，以宽容之心待人，胸怀开阔，不小肚鸡肠，对别人的误解一笑置之，不耿耿于怀。对别人不要期望值过高，免得自己大失所望。为人处世应与人为善，不要斤斤计较。大事要明白，小事要糊涂。多看别人长处，正视自己短处，对别人不过多挑剔。生活当中不会一帆风顺，没有磕碰，免不了会遭遇伤害受到委屈，这常常让你感到愤愤不平，难以忍受，心理处于紧张和痛苦状态，容易发生血压升高、胃肠痉挛、食欲不振等不良反应。这时切不可以念念不忘，因为唯一能终止痛苦记忆的力量是宽恕。宽恕了别人也就解脱了自己，使自己从痛苦中挣脱出来，这样反倒有利于自己身心健康。

宽容是一种良好的心理品质，宽容就是互谅互让，和谐大度，宽容是心理养生的调节阀，它包含理解，显示着气量、

坚强。一个人不懂宽容，只苛求他人，他的心理就会常处于
紧张状态，从而导致精神—免疫—内分泌失调，使心理、生
理处于恶性循环。所以保持宽容，调节情绪，放松氛围，感
受从容乐观的情绪，会使人处于积极状态，而有利于祛病延
年，也有利于生殖健康。

（二）品行高洁

　　品行高洁有利于形成良好的人际关系。诚实守信是高洁
品行的关键组成之一，无论是工作中还是生活中，守信和真
诚是人际关系中最重要的"开门砖"，这是一种无形的财富和
力量。民间口口相传的寓言故事"狼来了"，十分形象地告诉
我们，要诚心待人，不要利用他人的信任而达到自己的目的，
不真诚地对待他人，久而久之，将会失去他人的信任，损人
不利己。以诚相待，做到讲信用、守承诺，才能树立良好的
个人形象，帮助自己更长远地发展。

　　另外，品行高洁还包括洁身自好，"和而不同"。所谓
"和而不同"，是指在人际交往中能与他人保持一种和谐友善
的关系，但在原则问题上不必苟同于对方。即人际交往的
"白金法则"，微笑真诚待人，洁身自好，警惕"小人"，须防
三分。

　　学会感恩也是品行高洁的重要内容。"投我以木桃，报之
以琼瑶。匪报也，永以为好也。"这是华夏民族心心相报的至

清意象。感恩并非馈赠，而是一种素质。虽然当下是生机无限、竞争激烈、鼓舞创新的时代，但不要被"熙熙攘攘"所醺醉，应以感恩之心体察人生，品味亲情，不抱怨，不计较利益得失，感恩身边的人，感恩生命，感恩社会，活在当下就是最宝贵的拥有。

四、情绪的发泄与释放

（一）发泄释放

适当发一发牢骚，能够有效地保护人们免受抑郁症、心脏病发作和心理失调的损害。适当发牢骚有两种积极的效果，一是使发牢骚者对自己的处境进行分析和梳理，从牢骚中找到解决问题的办法；二是发牢骚能提高肾上腺激素的水平，有助于防止忧思，而忧思会导致抑郁症。因此，当你情绪郁闷、心里感到有压力时，最好发一发牢骚，释放自己的不良情绪。当然，你要选择一个知己，他能忍耐你的牢骚，并能善意地开导你。倾诉心事，心理状况得到改善后可使身体状况也得到改善。研究发现，倾诉心事可改变免疫功能。由此看来，心理、情绪与健康的关系是有着密切和多方面的联系。

（二）善于遗忘

要善于遗忘。遗忘什么？就是要学会忘记仇恨，忘记不快。人要学会记恩、不记仇，要记得别人的好，而不总是抱怨，记得他人的恶。记仇会让坏情绪一点点生根发芽，内环境不好了，就会影响人的生殖发育。所以，人要有容人之量，珍惜当下，享受生活，"生活不缺乏美，缺乏发现美的眼睛"。

人要学会让自己的心沉浸在快乐的源泉中，忘掉不快的事，做到情绪平稳。有些人总是会因为自己曾经的坎坎坷坷而不断悲伤，见人就抱怨，不断地沉浸在自己的痛苦和创伤中。然而，岁月已逝，"年年岁岁花相似，岁岁年年人不同"，我们为何不像花儿一样每年心情饱满地去绽放，让岁月去承受创伤？比如，有的老年人风华正茂时经历过许多风雨、挫折，艰难地生活了几十年，恢复工作不久又到了退休年龄，但他们退而不休，老当益壮，继续丰富自己的业余生活，可以到社区志愿服务队中发挥余热，充实自己的老年生活，在与他人的奉献中不断地实现自己的社会价值，取得成就。常言道，人生不如意事十有八九，那该如何面对呢？总是因为小事而唉声叹气？这种做法对我们于事无补，反而容易导致肝失疏泄，肝郁而易发生早衰等疾病。所以，我们要学会忘却不快，保持心理豁达。正如俄罗斯作家契诃夫所说："要是你的手指头扎了一根刺，那你应当高兴，多亏这根刺不是扎在眼睛里。要是你的火柴在衣袋里燃烧起来了，那你应当高兴，而且感谢上苍，多亏你的衣袋不是火药库。"这就告诉我们，看事情不要总是去思考糟糕的一面，而是要以乐观的心态去看待，你会发现生活的美好。

第三章　饮食调养

　　食物是生命和成长所必需的，没有适当的食物及其所含的营养素供应，器官无法正常地生长及发育，终致死亡。营养是指人体摄取、消化、吸收和利用食物中营养物质以满足机体生理需要的生物学过程。营养学就是研究膳食、营养与人体健康关系的科学。合理营养是指通过合理的膳食和科学的烹调加工，向机体提供足够的能量和各种营养素，并保持各营养素之间的平衡，以满足人体的正常生理需要、维持人体健康的营养。营养素与生殖过程密切相关，深入了解这种关系对生殖保健和促进生殖健康具有重要的意义。本章将从饮食均衡、营养与生殖健康、营养与妊娠的关系进行阐述。

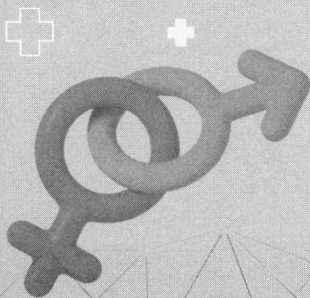

第一节　饮食均衡概述

饮食均衡是指膳食中营养素种类齐全，数量充分，比例适当，且与人体的需求保持平衡。各种食物的成分有各自的生物学特性，并不是按照人类营养素的需要而构成的。由于它所含各种营养素的比例与人体所需比例不同，人体在摄入后消化吸收和利用过程中，不同营养素之间既有相互补充一面，也有相互制约的一面。因此，要获得较高和较完全的营养价值，只有同时进食种类齐全、数量充足和比例适当的混合食物才能取得适宜的营养效果。

一、营养与健康的关系

（一）合理营养

关注健康从关注饮食开始。科学饮食并不需要花很多钱，但需要正确的知识。多学一点营养保健知识，对人的一生会有巨大帮助。"民以食为天，健以食为先"，食物是维持人体生命和保证健康的物质基础。合理的营养使人精力充沛，工作效率高，体格健壮，免疫力和对疾病的抵抗力增强。良好的饮食习惯是最好的健康投资。

机体摄取、消化、吸收和利用食物中的养料以维持生命活动的整个过程称为营养。摄取食物是人和动物的本能，而正确合理地摄取和利用食物则是一门科学。饮食对人体健康有决定性影响，不仅影响机体各个器官的功能状态，还可以影响人体的结构。例如，日本人的平均身高比半个世纪前增加了 15cm。专家认为主要是与饮食结构的改变有关，日本青少年增加了膳食蛋白和水产品的摄入。2006 年泰国教育部报告称，泰国 13～18 岁年龄段的青少年平均智商相当于"亚弱智"，原因是偏爱甜食，进食蔬菜少而造成的维生素和微量元素缺乏，影响了青少年的智力发展。中国儿童肥胖、早熟趋势也与营养不均衡有关。

（二）营养失调

营养失调，即营养过剩或不足，会给机体健康带来不同程度的损害。饮食无度、营养过剩可导致肥胖症、糖尿病、胆石症、动脉粥样硬化、高血压和心血管病等，还可能成为肿瘤和其他疾病的诱因。营养不足会造成体质虚弱，精神不振，易于疲劳，工作效率低，免疫力和对疾病的抵抗力降低，甚至会出现各种营养缺乏症，如消瘦、大头、早衰、痴呆、贫血、坏血病、佝偻病、夜盲症、干眼病、皮肤病、痔疮等。

人体不同时期、不同工作性质有不同的营养需要。调整好各个时期的膳食平衡是健康长寿的关键。合理的膳食营养可以使儿童正常发育、聪明伶俐，可以使成人体格健壮、精力充沛，可以使老年人精神焕发、益寿延年，可以使患者消除病痛，早日康复。

要善待身体，不要透支它，不要虐待它。要给予身体营养的滋润和科学的调理，保证健康的体魄和旺盛的精力，以坦然应对学习、工作和生活的压力。

二、中国居民膳食指南

膳食指南（dietary guidelines，DG）是根据营养科学原则和当地居民的健康需要，由政府或权威机构研究并提出的膳食指导方针。膳食指南是健康教育和公共卫生政策的基础性文件，可以正确引导人们的食物消费，优化饮食结构，从而达到减少与营养失衡有关的疾病发生，增进健康水平的目的。膳食指南每隔几年都要根据人群营养新问题和营养研究的新进展进行修订，对营养科学的宣传和普及极为有效。

（一）平衡膳食模式

平衡膳食模式在最大程度上保障人体营养需要和健康的基础，食物多样是平衡膳食模式的基本原则。每天的膳食应包括谷薯类、蔬菜水果类、畜禽鱼蛋奶类、大豆坚果类等各类食物。平衡膳食模式是经过科学设计的理想膳食模式，所推荐的食物种类和比例可以满足不同年龄段、不同能量需要水平的健康人群的营养需要。

第一层是谷薯类。谷类包括小麦、稻米、玉米、高粱等及其制品，如米饭、馒头、烙饼、玉米面饼、面包、饼干、麦片等。薯类包括红薯、马铃薯、山药、芋头等，可替代部分粮食。杂豆包括大豆以外的其他干豆类，如红小豆、绿豆、芸豆等。全谷类保留了天然谷物的全部成分，除了碳水化合物外，还包含蛋白质、膳食纤维、B族维生素、矿物质和其他营养素。传统膳食中整粒食物常见的有小米、玉米、荞麦、燕麦、红豆、绿豆、燕麦片（属整粒）等，归属全谷物和杂豆类。市售大米（白米）通常是去掉胚芽的（甚至经过抛光上油），营养会大打折扣（活米是保留胚芽的，营养价值高但不易保存，外观也不如白米好看）。2岁以上所有人群应该保持全谷物的摄入量，以获得更多的营养素、膳食纤维等健康物质。平衡膳食主张"膳食多样，谷类为主"，在膳食宝塔中谷薯类占的比重最大，在第一层。需要提及的是，建议量以原料的净重计算，如面包、切面、馒头应折合成相当的面粉量来计算。

第二层是蔬菜水果类。蔬菜包括嫩茎、叶、花菜类、根菜类、鲜豆类、茄果瓜菜类、葱蒜类、菌藻类、水生蔬菜类等。深色蔬菜指深绿色、深黄色、紫色、红色等颜色深的蔬菜。此类蔬菜一般含维生素、植物化学物质和微量元素比较丰富，因此摄入的深色蔬菜最好占一半以上。水果包括仁果、浆果、核果、柑橘类、瓜果、热带水果等，建议吃新鲜水果，在鲜果供应不足时可选择一些含糖量低的纯果汁或干果制品。蔬菜和水果在营养方面各有优势，虽然放在同一层但不能互相替代。蔬菜水果类是维生素、矿物质和植物化学成分的良好来源，也是控制过多摄入膳食能量的优先选择。膳食指南鼓励多摄入这两类物质，推荐成人每人每天蔬菜摄入量为300～500g，深色蔬菜应达到一半。水果200～350g，尽量选择应季新鲜的多种类水果。

第三层是畜禽肉、水产品、蛋类等动物性食物。动物性食物是膳食指南推荐的适量食用的一类食物。能量需要在1600～2400千卡水平时，每天动物性食品摄入量共计120～200g。新鲜的动物性食物是优质蛋白、脂肪和脂溶性维生素的良好来源，建议每天的畜禽肉的摄入量为40～75g，要少吃动物内脏（脂肪和胆固醇高）和加工类肉制品（加工过程中引入不健康成分）。目前我国汉族居民的肉类摄入以猪肉为主，且增长趋势明显。猪肉含脂肪较高（主要是饱和脂肪酸），应尽量选择瘦肉或禽肉。常见的水产品指鱼、虾、蟹和贝类，其特点是脂肪含量低（主要是不饱和脂肪酸），优质蛋白含量高，建议有条件可以多吃一些来替代畜肉类。蛋类包括鸡蛋、鸭蛋、鹅蛋、鹌鹑蛋、鸽蛋及其加工制品。蛋类的营养价值较高，推荐每天一个蛋（相当于鸡蛋大小，大约50g），不要丢弃蛋黄，蛋黄营养丰富，富含胆碱、磷脂酰胆碱、胆固醇、B族维生素、维生素A、叶黄素和锌等。

第四层是乳类、大豆和坚果。乳类包括液态奶和乳制品

（奶粉、酸奶、奶酪等），不包括奶油和黄油。大豆类包括黄豆、黑豆、青豆和大豆制品（豆浆、豆腐、豆干等）。乳类和大豆类是蛋白质和钙的良好来源，营养素密度高，所以是鼓励多摄入的食物。推荐每天应摄入相当于鲜奶300g的奶类及奶制品。饮奶多者、中老年人、超重者和肥胖者建议选择脱脂或低脂奶；乳糖不耐受的人群可以食用酸奶或低乳糖奶及奶制品。推荐大豆和坚果每日摄入25～35g。坚果包括花生、瓜子、核桃、杏仁、榛子等。由于某些坚果的蛋白质与大豆相似，富含必需脂肪酸和必需氨基酸，无论作为菜肴还是零食都是食物多样化的良好选择。建议每周70g左右（每天10g左右，相当于2～3个核桃、4～5个板栗、一把瓜子或松子的量），多吃热量高，容易发胖。

第五层是烹调油和盐。烹调油包括各种烹调用的动物油和植物油，植物油包括花生油、豆油、菜籽油、芝麻油等，动物油包括猪油、牛油、黄油等。烹调油应多样化，要经常更换种类，食用多种植物油，以满足人体对各种脂肪酸的需求，尽量少食用动物油。食盐有碘盐和其他类型的盐，作为慢性病相关的膳食因素，限制盐的摄入水平是防控高血压、心血管病等慢性病高发的长期目标。膳食中应尽量减少油盐的使用。推荐每天烹调油不超过25～30g，食盐总量（包括含盐调料）不超过6g。

平衡膳食模式还强调运动和足量饮水的重要性。运动或身体活动是有效能量消耗，保持精神和代谢活跃，促进能量平衡和身体健康的重要手段。鼓励养成运动习惯，每周至少5天中等体力强度的活动，每次30分钟如跑步、跳舞、骑车、游泳等，当然也包括农活等劳动。水是人体重要组成部分，是食物消化吸收、血液循环和营养素运送的载体。饮水不足会影响人体功能，给健康带来危害。要求成年人每天至少饮水1500～1700mL（7～8杯），高温和强体力活动时，还需适量增加饮水。推荐每天整体膳食（包括粥、汤、奶等）加饮水共计2700～3000mL。

（二）膳食指南的基本原则

1. 食物多样

平衡膳食模式涵盖了五大类基本食物，包括谷薯类、蔬菜水果类、畜禽鱼蛋类、奶豆坚果类和烹调用油盐等。食物多样首先指食物原料品种要多（花椒、大料、葱花、味精之类的佐料，因数量太小是不能算数的，馒头、烙饼、面条因为都是一种原料也只能算一种）。其次，食物多样还要求每天的食物类别要广泛，五大类食物都要有（如果每天吃了6种水果和10种杂粮，不吃其他东西，照样是偏食）。第三，食物多样但食物的总热量不能变（如果吃了粗粮，就要减少精米白面；如果吃了鱼，就要减少肉；如果吃了瓜子，就要减少核桃）。如果因吃的品种多而增加食品总量，就会导致因能量过剩而发胖。

如此看来，如果每天不少于12种，每周不少于25种，总量还不能多，是不是觉得有点难？实际上，多样性食物并不是你想象得那么难。举例一天食谱。早餐：小米、大米、胡萝卜、红薯、黄豆、花生米、枸杞等食材熬粥一碗，鸡蛋一枚，蔬菜是双色（白加绿）菜花，加上早餐前的水果通常是香蕉、苹果等，大约有十多种食材；中餐：杂粮（三种以上如豆面、荞面、玉米面、高粱面、红薯面、白面等）面条，肉丝茄子打卤，黄瓜、青菜等，又有七八种食材；晚餐：多米粥（大米、小米、玉米糁、大麦、红豆等）一碗，蔬菜是两种以上混合（如白菜、油麦菜或豆腐、胡萝卜、青椒）素炒，食材至少七八种；上午加几粒坚果（如核桃、杏仁等），下午一杯酸奶，这样就很轻松地达到了二十多种。

膳食平衡原则就是在保证能量供给平衡的前提下，根据季节供应及进餐者的实际情况尽量选择多种类型的食材，合理搭配，满足机体对各种营养素的需求，有效提高健康水平。

2. 植物性食物为主

在整个膳食结构中，提倡以谷类为主，且谷薯类提供的能量当占到总能量的1/2。谷薯类食物产热快，方便机体各组织的利用，代谢终产物是二氧化碳和水，不产生有害副产物。另外，蔬菜、水果、大豆、坚果等植物性食物，富含维生素、矿物质、蛋白质、脂肪酸等必需营养素，也是膳食指南鼓励摄入的食物。

3. 动物性食物为辅

膳食指南推荐的膳食结构中，动物性食物比例较小，属于辅助性食物，强调动物性食物摄入适量，既保障优质蛋白维护机体组织的需要，又弥补植物蛋白和一些微量营养素的不足。由于动物性食物代谢产生的胺类终产物对机体有害，可使某些癌症的发病风险增加。另外，因脂肪含量较高，特别是肉类饱和脂肪较高，还容易导致心脑血管疾病。因此，动物类食物属于辅助性食物，不吃不好，吃多了也不好，关键是适量。

4. 少油盐糖

油脂摄入过多容易引起心脑血管病、脂肪肝、肥胖等慢性病。食盐过量也是导致高血压、血管硬化的重要因素之一。与西方国家相比，我国添加糖问题还不算严重，但近年来，随着生活方式的改变，我国居民添加糖的摄入量增加迅速，特别是少年儿童，甜品和饮料造成的龋齿和肥胖越来越严重。而肥胖又是引发心血管疾病、糖尿病等诸多慢性病的危险因素。因此，控制油盐糖的摄入量，是预防诸多慢性病的有效措施。

第二节　营养与生殖健康

生殖健康是指生殖系统及其功能和过程所涉及的一切身体、精神和社会等方面的健康状态，而不仅仅是没有疾病或不虚弱。其内涵包括：人们能有满意而且安全的性生活，有生育能力，妇女能够安全地通过妊娠和分娩，妊娠结局是成功的，婴儿存活并健康成长等。

生殖健康包括男、女两方面。男性在健康生殖中承担重要角色，从生理上讲他是生殖过程的始动者。营养会影响男性性功能、睾丸生精功能和精液质量，以及影响男性生殖力。妊娠期母体体内会发生一系列的生理变化，以适应胎儿的生长发育，因此妊娠期对能量及各种营养素的需求量均较非孕妇期增加。妇女在妊娠前期、妊娠期和哺乳期的营养状况，不仅关系到妇女自身的健康和妊娠结局，而且直接影响着胎儿和婴儿的体格生长和智力发育。

因此，研究和了解营养与男女双方生殖系统及其功能各个方面的关系，并根据青春期男性营养需要及妇女在妊娠时期的营养需要变化特点，合理营养和平衡膳食，是保证生殖健康的一个重要方面。这对实现优生优育、提高人口素质具有十分重要的意义。

一、营养与性功能

性功能状况是健康生殖的一个重要方面。人们对膳食、营养与男女性功能状况关系的认识由来已久。我国古代就认识到饮食与性功能的重要关系，认为"色性不足，食以补之"。营养物质与性功能有十分密切的关系，某些食物与营养素能够促进性欲，调节性功能，有滋补功效；营养合理时，性生活就比较活跃，营养不良则会造成性功能衰退。因此，要保持正常强健的性功能，除生活有度、房事有节外，合理营养也十分重要。

（一）宏量营养素与性功能

营养素是指食物中可给人体提供能量、构成机体成分和修复组织及调节生理功能的化学成分。这一定义体现了人类对营养素认识的进步。人体需要的营养素主要包括蛋白质、脂肪、糖类、各种矿物质、维生素、水和膳食纤维等。由于蛋白质、脂肪和糖类的摄入量较大，所以称为宏量营养素（macronutrient）。蛋白质缺乏可影响人的性欲。一些高热量饮食有助于提高性功能，但当过量时，可引起早泄或阳痿；或者引起高脂血症，导致动脉硬化，造成阴茎动脉供血不足，引起阴茎勃起困难或血管性阳痿；或者影响雄激素水平，使性欲低下。

慢性或严重营养不良常导致生殖激素分泌的抑制，伴随生育下降。与食物摄入相关的营养或代谢信号是调节生殖轴活性的正常生理机制的一部分。传送信号至生殖轴的代谢指令依赖于热量摄入，并不依赖于身体质量或组成的改变、特定营养素摄入的变化和血浆葡萄糖或胰岛素浓度的变化。

（二）微量营养素与性功能

矿物质和维生素的需求量相对较小，称为微量营养素（micronutrient）。

1. 矿物质

矿物质在性功能方面起着重要作用。

（1）镁　缺镁会使人心烦意乱、精神紧张、疲劳。这些状态会影响性生活。

（2）硒　对增强性功能具有良好作用。机体内含硒量不足时，可引起性腺功能减退和不育症。硒能显著提高性激素的生理活性。有实验表明，在饲料中加入适量的硒可使牧兽的繁殖率提高50%左右。

（3）锌　对维持性腺功能起着很重要的作用，是性激素合成、精子发育、前列腺液的重要成分。锌可提高血流中的性激素水平及精子的数量，促进性腺分泌。如果男性缺锌可致性腺萎缩、性激素的生理活性降低，使精子数量减少（可下降30%～40%），且可使精子质量下降，从而引起性功能和生殖功能减退，阳痿、早泄，甚至丧失生育能力。如果女性缺锌，会发生阴冷、闭经、性交时阴道分泌液减少等，不但会影响夫妻性生活，还可能导致女性不孕、胎儿发育异常、染色体畸变及胎儿畸形和流产等不良后果。

（4）锰　对性腺有特殊作用。实验证明，老鼠的饲料中缺乏锰时，可致雄性睾丸萎缩、雌性不孕。

（5）碘　缺乏或不足会导致男性性功能衰退，性欲降低，也可导致女性流产。

（6）铜　女性体内铜摄入不足，会影响卵泡的生长和成熟，抑制输卵管的蠕动，不利于卵子的运行，从而导致不孕。

2. 维生素

与性功能有关的维生素主要有维生素 E、维生素 A、维生素 B_2、维生素 B_{12}、维生素 C 等。这些维生素在参与性器官的生长发育、生精排卵、生殖怀孕及各种营养素的代谢等方面都发挥着重要作用。

（1）维生素 E　有调节性腺和延长精子寿命的作用，可增强精子活力，促进男女性欲。维生素 E 缺乏可引起睾丸或卵巢萎缩，从而使人失去性能力，严重缺乏时会导致阴茎退化和萎缩、性激素分泌减少并丧失生殖能力。此外，维生素 E 与维生素 A 均能改善血液循环，可以提高毛细血管尤其是生殖器官部位毛细血管的运动性，可提高性欲，增加精子的生成。

（2）维生素 A　主要功能是促进蛋白质的合成。维生素 A 缺乏可以影响雄性睾丸组织中精母细胞的生成，输精管上皮变性，睾丸重量下降，前列腺角质化，使精子运动能力减弱；也可影响雌性卵巢雌激素的正常分泌。

（3）维生素 B_1　影响性冲动。当维生素 B_1 缺乏时，人感到疲倦、抑郁、烦躁、紧张、失眠，在这种精神状态下，就不可能有性冲动。

（4）维生素 B_2　与性生活的质量密切相关。当维生素 B_2 缺乏时，人体腔道内的黏膜层发生病变，造成黏膜细胞代谢失调，这对于女性生殖器官所造成的最典型的症状有阴道壁干燥，阴道黏膜充血、溃破等，可直接影响性欲，造成性欲减退、性冷淡、性不适。阴道内环境的病理性改变而导致性交疼痛，可造成女性畏惧同房。

（5）维生素 B_6　当维生素 B_6 缺乏时，精子数量减少，引起性功能减退，并可能使人烦躁、紧张、困倦乏力，出现口臭和皮肤病。这些表现会减少对异性的吸引力。

（6）维生素 B_{12}　缺乏维生素 B_{12}（如长期素食的男子），会使精液中精子的浓度明显降低，精液产生量也明显减少，可影响正常的性功能。

（7）维生素 C　能降低精子的凝聚力，有利于精液液化。精子性细胞中的异常基因通过维生素 C 抗氧化功能得到修复。维生素 C 缺乏会使精子遗传基因易遭破坏，导致精子授精能力减弱乃至不育。

总之，人的性功能与机体其他器官的代谢功能活动一样，需要多种营养物质来维持。这就要求树立科学的饮食观，不挑食、不偏食，保证各种膳食营养成分的平衡供给。

二、营养与男性生精功能

（一）营养素—酶—生精功能

生物体中内分泌功能的完整取决于足够的营养供应。营养状况可影响激素的合成和释放，而激素对生殖功能的调节又主要依赖于酶的调节。辅酶、辅基或必需的金属离子作为酶的辅助因子对酶的催化作用起决定作用。如果辅基或辅酶的合成因营养成分缺乏而受到影响，则其酶活力也会降低甚至消失。

1. 宏量营养素

（1）**热能缺乏**　如果热能供给量低于最低需要量，就会发生热能缺乏。此时三磷酸腺苷（ATP）合成不足，依赖 ATP 作为反应能量来源的酶促反应减慢，甚至停止进行，从而整个代谢将遭到进行性破坏。睾丸最重要的生理功能（产生精子，分泌激素）对热能供给极为敏感。一个极其常见的事例就是限制食物摄入可推迟青春期开始，引起睾丸体积变小，生精小管直径缩小，支持细胞、精原细胞和间质细胞发生萎缩。此外，营养不良可造成睾丸的碳链酶及间质细胞内的 $5-3\beta$ – 羟基类固醇脱氢酶活力下降。成年人慢性营养不良时，会发生 17– 酮类固醇和雄激素分泌下降的现象，进而影响精子发生。

（2）**蛋白质缺乏**　蛋白质是细胞的重要组成部分，也是生成精子的重要原料。充足的优质蛋白质可以提高精子的数量和质量。蛋白质缺乏时酶活力下降极其明显，但酶活力下降程度随器官或组织不同而有差异。蛋白质的质量与氨基酸种类有关，氨基酸缺乏必然影响睾丸的成熟。例如，精氨酸、赖氨酸和色氨酸缺乏会影响精子发生。甲硫氨酸缺乏时，间质细胞发生增生性改变，17– 酮类固醇的分泌明显减少。

（3）糖类　睾丸内的糖类量与雄激素的分泌量有关。糖尿病患者会出现精子总数和精子发生能力的下降；高血糖症可引起睾丸变小和间质细胞萎缩。

（4）脂肪酸缺乏　哺乳类动物睾丸约含85%的水和15%的固体。其中30%的固体组织为脂质。一般认为，必需脂肪酸缺乏是通过垂体而引起睾丸变性的。

2. 微量营养素

（1）矿物质缺乏　人体内矿物质含量甚少，其总量为体重的5%～6%。其中Ca^{2+}和Pi^{3+}约占总量的70%，其次为Na^+、K^+、Mg^{2+}、Fe^{2+}（Fe^{3+}）、S^{2-}、Cl^-，其他矿物质如Cu^{2+}、Zn^{2+}、Se^{2+}等的含量极微。矿物质与机体的组成和生理过程相当紧密，即与酶等有关系，其间的联系十分复杂。主要特点有：①矿物质为人体不可缺少的重要组分，如细胞膜的磷脂，细胞质中的铁蛋白与铜蛋白等就是矿物质与脂类或蛋白质结合而成的细胞必需组成成分。②在酶的作用下，矿物质不断地进行代谢，以维持生理功能。③很多矿物质是酶的激活剂或抑制剂，也是代谢调节的重要因素。矿物质的生理功能多是通过酶的作用而体现出来的。④矿物质中碳酸盐和磷酸盐是人体内缓冲系统的重要成分。矿物质的水溶性使细胞中蛋白质等大分子成为胶体状态，并维持恒定的渗透压，它们为细胞与细胞内外的酶发挥作用提供适宜的条件。

1）钙：成年人体内Ca^{2+}的总含量为1000～12000g。Ca^{2+}是脂肪酶、脂蛋白脂肪酶、磷脂酶类的激活剂；又是Mg^{2+}激活酶的抑制剂，还是由 Zn^{2+} 和 Mn^{2+} 激活的甘氨酰亮氨酸二肽酶的抑制剂。Ca^{2+} 可以产生下列生理效应：①使无活性的磷酸酶 B 转变为有生物活性的磷酸化酶 B。②激活肌纤维蛋白 ATP 酶活性，促使分解。③参与激素中的绝大多数分泌作用。④ cAMP 使细胞内结合 Ca^{2+} 转变成为游离 Ca^{2+}。由于激素与受体的结合，促使细胞外 Ca^{2+} 进入细胞内，造成 Ca^{2+} 浓度大大增高，这类激素特殊生理作用的发挥是通过 Ca^{2+} 而实现的。低 Ca^{2+} 可以降低睾丸中脂酶活性，降低间质细胞对外源性促性腺激素的敏感性，Ca^{2+} 促使精子前向运动是由细胞外 Ca^{2+} 通过环核苷酸门控通道进入精子内的，精子顶体反应是依赖 Ca^{2+} 的。⑤所有动物卵子在受精时都表现出胞质游离 Ca^{2+} 浓度升高，从静息状态的 $40 \sim 100$ nmol/L 升高至 $600 \sim 1000$ nmol/L 水平，并以波的形式从精卵结合点向卵子的其他部位弥散。该波动作为受精的信号诱导休止于第二次减数分裂中期（M 期）的卵母细胞恢复分裂，并启动胚胎早期发生。

2）磷：人体内磷含量为 $400 \sim 800$g。磷参与许多重要物质（如核酸、蛋白质、脂肪、糖类）的代谢过程。磷是 DNA、RNA、磷蛋白、磷脂与脂蛋白的组成中必不可缺少的成分。磷还是 ATP 的重要组成成分，因此磷在氧化磷酸化过程中占有不可替代的重要地位。磷不仅是许多酶促反应的底物与产物的成分，而且参与许多辅酶的组成，如焦磷酸硫胺素的构成。低磷可阻止精子发生。

3）铁：人体内铁主要以亚铁原卟啉形式存在，过氧化物酶等的辅酶为亚铁原卟啉。细胞色素氧化酶等辅基或辅酶中含有铁，铁缺乏可影响细胞呼吸，进而影响精子功能。铁对人体细胞的作用较突出地体现了正负两个方面。铁维持酶活性和参与细胞凋亡；铁介导的羟自由基对生物分子有损伤作用。铁是否参与生精细胞的凋亡尚不清楚。铁过多或缺乏对生殖均有不利影响。铁过多可致生殖器官发育不良，性功能紊乱，睾丸生精小管管壁上大量铁粒积聚；铁不足可致性腺功能减退，可能由于营养缺乏导致促性腺激素分泌减少。

（2）维生素　众所周知，维生素是维持人体正常代谢功能所必需的一类微量营养素。它分为两大类，即脂溶性维生素和水溶性维生素。就目前所知，脂溶性维生素中维生素 A 和维生素 E 与生殖医学关系密切。而水溶性维生素，主要参与特定的辅酶的构成，以辅酶（或辅基）的形式在代谢过程中起作用。男性如果长期缺乏各类维生素，就可能有碍于性腺正常的发育和精子的生成，从而使精子减少或影响精子的正常活动能力，严重的有可能导致不育。B 族维生素与男性睾丸的健康有着直接而密切的关系，一旦缺乏，则会降低男性的生殖能力。

1）维生素 B_{12}：研究发现，将维生素 B_{12} 注入男性体内后，活跃的精子数量由原来的 100 万迅速增至 1.4 亿，精子的活动能力也比先前有了很大提高。

2）维生素 C：又名抗坏血酸。维生素 C 功能与其他水溶性维生素的不同之处在于，它通过抗氧化功能对其他酶系统有保护和调节作用。啮齿类动物如发生急性维生素 C 缺乏，可出现 DNA 和 RNA、睾丸总氮量改变。某些证据表明，很少食用富含维生素 C 的水果和蔬菜可能会损伤精子的遗传物质，导致后代的先天性缺陷。维生素 C 可纠正过多酪氨酸引起的睾丸变性。

（二）营养与精子异常和男性不育

营养因素是睾丸生精功能障碍的因素之一。睾丸生精功能障碍是原发性无精子症的两大病因之一。鼠体内维生素 A 缺乏及人体内锌缺乏都可妨碍精子发生。睾酮水平过低，加上酒精的直接细胞毒性作用，可引起生精功能低下。乙醇能抑制维生素 A（视黄醇）转变为具有生物活性的视黄醛。因乙醇与维生素 A 氧化需要同一种脱氢酶。同时，乙醇氧化代谢还需锌的参与。肾功能不全者，常发生初级精母细胞或其前期水平的生精阻滞，其原因仍认为是缺锌。严重营养不良者常影响睾丸生精功能而出现无精子症。

生精所需营养物质如维生素 A、维生素 E 和微量元素如锌等缺乏可致生精功能低下，表现为少精子，重者可出现无精子。维生素 C、生物素缺乏的精子死亡，导致死精子症。这些精子异常，如无精子症、少精子症和死精子症，都可导致男性不育，影响男性的生殖健康。

总之，营养不良将影响男性精子生成、精子数量和质量，造成男性精子异常，影响男性生殖功能和生殖健康。

三、营养与卵巢功能

一个尚未成熟的卵子或卵母细胞的营养供给对于它的存活是十分重要的。最新研究发现，负责储备营养的卵黄对于调节青蛙的卵母细胞的死亡起到重要作用。营养的减少会触发细胞的凋亡，而增加营养会延长卵子的寿命。如果给予卵母细胞和卵子糖分，凋亡过程就会关闭。相反，如果阻止卵子利用这些糖分，并激活分子途径后，细胞很快就会凋亡。卵子是否能够受精，与它们的活力有很大关系。如果营养不足，会使卵子的活力下降，导致难以受孕。

（一）营养过剩对卵巢功能的影响

卵巢体积大小、黄体期窦卵泡计数和抗缪勒管激素（anti-Müllerian hormone，AMH）水平可以作为卵巢储备的指标。AMH 是由小黄体期卵泡产生并反映卵巢储备功能，肥胖不孕女性患者体内 AMH 水平低，而 AMH 水平降低影响了卵母细胞的获取数量，从而进一步影响女性的生殖系统和生育功能。

（二）营养不良对卵巢功能的影响

有文献报道，营养不良会导致包括卵巢在内的多器官系统受损。在黄体期卵泡发育过程中的营养不良会影响卵泡募集和卵母细胞质量。

第三节　营养与妊娠

尽管所有人需要的营养素种类相同，但在生命的不同阶段所需要的量是不同的。妊娠是指妇女怀胎的过程，即自成熟卵受精后至胎儿娩出。妊娠期是人类最重要的生命阶段之一，妊娠期的营养状况将会对孩子未来的健康起到举足轻重的作用。

一、备孕期营养

孕前夫妻双方的营养状态直接影响到精子和卵子的质量，而后者与后代的健康有直接关系。孕前营养不良，肥胖，锌、碘、维生素 A 及叶酸缺乏等都影响精子和卵子的质量，是导致许多不良妊娠结局的原因。

配偶双方都要在受孕前做好身体准备，如在备孕前三个月要戒烟、戒酒及注意营养等，以便获得健壮的精子和卵子。优良的精子或卵子与营养状态有关。而且在妊娠初期，胎儿的发育在很大程度依赖于孕妇体内的营养贮备，而这种贮备是否充分则与孕前的营养状态密切相关。因而妊娠之前必须打下一个良好的营养基础。

（一）孕前的体重

女性在怀孕前力争达到最佳体重，尤其是体重过轻或肥胖的妇女。体重不足的妇女，特别是体重指数低于 19.1 时很难受孕。即使怀孕，母体患心脏病、呼吸系统疾病、贫血、胎膜早破、早产的比例较高。怀孕期间体重跟不上，常常会产下低体重的婴儿。低体重出生儿在出生后一年内的死亡比正常的婴儿要高出将近 40 倍。脂肪能促进女性的生长发育和成熟，维持月经和生育能力。在脂肪占体重的 22％时，才能维持月经的正常，有利于排卵、受孕、生育和哺乳。

肥胖妇女产下的婴儿即使是早产儿一般也会比正常或晚产的婴儿大些。母亲的肥胖还会使婴儿神经管缺损的风险增加一倍，过度肥胖的妇女性活动较少、妊娠率较低。另外，肥胖的妇女比正常体重的孕妇更容易发生妊娠糖尿病、妊娠高血压综合征、产程延长或难产，以及生育后的感染，而且妊娠过程困难增加、风险增大，分娩时药物助产或需要外科手术的可能性增大。肥胖的妇女分娩的新生儿不仅死亡率较高，且存活者可能出现糖耐量异常。因而体重过轻的妇女在妊娠前或妊娠期间要尽量达到一个合适的体重，肥胖妇女最好在孕前达到一个健康的体重。但不应提倡孕期减轻体重，以免严重损害胎儿的生长发育。

（二）孕前饮食与受孕

动物实验发现，如果饮食中的高蛋白食物（主要包括肉、蛋、奶、豆等日常食物）含量超过 25%，就会干扰胚胎发育初期的正常基因印记，影响胚胎着床和胎儿发育，导致流产概率增加，而肉类食物中就含有这类高蛋白。

（三）孕前营养与胎盘

怀孕前母亲的营养状态决定在妊娠的第一个月子宫是否能保证胎盘的健康发育。对胎儿而言，唯一的要求就是胎盘的正常工作。胎盘对发育中的胚胎发挥营养、呼吸和排泄的功能。在胎盘发育过程中，如果母亲的营养储备不充足，就不能产生正常的胎盘，其后果是不论以后孕妇营养多好，胎儿都无法得到充足的营养供应。妊娠足月胎盘呈圆形或椭圆形，重 450～650g。母体营养不良会干扰胎盘生长和功能正常，表现为胎盘重量减轻、胎盘尺寸变小、总蛋白质减少和脱氧核糖核酸（DNA）含量减少，对于胎盘也会造成其周边绒毛量和绒毛表面积减少。严重的维生素 A 缺乏使胎盘的形态出现异常，主要病理表现为细胞分化不完全。一些研究还发现，与形态改变相伴随的是激素合成能力下降。

（四）孕前营养与胚胎发育

孕初期正是心、肝、肾、肠、胃等重要器官分化时期，脑也在快速发育，必须从母体获得各种充足的营养，而这些营养需要母体在孕前就进行储备，否则胎儿的早期发育会受到影响，如低体重出生儿死亡概率增大或发育畸形。动物实验表明，围孕期母体膳食和血浆孕酮浓度的变化能改变植入前胚胎的基因表达从而改变胎儿生长轨道，胎儿的生长轨道随围孕期营养的改善而增加。另外，孕前营养不足还会影响乳房发育，造成产后泌乳不足，影响母乳喂养。如妇女孕前存在某种营养素缺乏或营养状态不良，应在孕前校正。微量营养素的补充和营养不良状态的校正至少在受孕前 3 个月开始，如补充叶酸预防神经管畸形。

二、妊娠期营养

育龄妇女自妊娠开始到产后哺乳终止，均为需要加强营养的特殊生理过程。在此过程中，妊娠期妇女（孕妇）一是要提供能满足胎体生长发育所必需的各种营养素，二是要满足自身的营养素需求，达到预防可能出现的母体和胎儿营养缺乏及某些并发症的目的。因此，保证妊娠期的合理营养对母体健康和婴幼儿的正常身心发育有着重大的意义。

（一）妊娠期的生理特点

母体在妊娠期间，为适应和满足胎体在宫内生长发育的需求，自身会发生一系列的生理性调整，主要表现为内分泌改变、血液和血浆中营养素或营养素代谢产物的改变，以及肾脏、消化器官等功能的变化。

（二）妊娠期的营养需要

孕期母体生殖系统的适应性改建、胎儿生长发育的需求，以及孕期母体为产后泌乳进行的营养贮备，决定孕期对各种营养素的需要量在非孕成年妇女基础上有所增加。胎儿生长发育所需的各种营养素全部来自母体。另外，由于胎儿生长发育的速度不同，不同时期需要的营养也不同，尤其是蛋白质和能量。因此，必须对妊娠期妇女的营养需要加以调整。

如何确定妊娠期的最佳营养需要量是一个复杂的科学问题，因为通常以组织和体液中的营养素含量来阐释营养素的需要量。这些营养素含量因孕体分泌激素水平的变化而导致新陈代谢、血容量、肾功能等方面的变化。

1. 孕期宏量营养素的需要

（1）能量　妊娠期间总能量需要量增加，孕妇消耗能量是为维持以下需要，即基础代谢、食物特殊动力作用、劳动耗能、供给生长发育需要。妊娠期对能量需要增加，包括提供胎儿生长，胎盘、母体组织增长，孕期体重增加，蛋白质、脂肪贮存及增加代谢所需要能量。

摄入过多的热能营养素会加重孕妇胰岛的负荷，易造成肥胖或糖尿病等营养性疾病。影响能量需要的因素很多，如孕前体重、身体成分、孕期体重增加数量和组成及活动程度等，不可能有确切的能量需要量可应用于所有妇女。妊娠期能量的摄入量与消耗量应以保持平衡为原则，过多地摄入能量对孕体并无益处，一般可根据定期测量孕妇体重增长正常与否来评价和判断能量摄入是否适宜。

孕前的体重和身高不同，则其在孕期的体重增长也有较大变动。若以身体质量指数（body mass index，BMI）作为指标，孕期适宜增加的体重亦应有所不同。一般而言，孕前消瘦者孕期增重应较一般妇女稍高，而超重和肥胖妇女孕期增重应稍低。体重增长是反映妊娠期妇女健康与营养状况的一项综合指标。

（2）蛋白质

1）妊娠期蛋白质需要：妊娠期对蛋白质的需要量增加，以满足母体、胎盘和胎儿生长的需要。在孕期所增长的体重中，蛋白质占将近 1kg（910g），其中近 50% 贮存于胎儿，其余分布在子宫、乳房、胎盘、血液和羊水中。孕期蛋白质贮存量随孕周增长而增加，妊娠第 1 个月每天贮存 0.6g，至妊娠后半期每天贮存 6 ～ 8g。特别是最后 10 周，胎儿需要更多的蛋白质，以满足组织合成和快速生长的需要。

2）妊娠期氨基酸缺乏和过量：氨基酸缺乏可引起胎儿生长发育迟缓和胚胎畸形等。膳食中蛋氨基酸缺乏或过量都可导致胎儿生长缓慢。膳食中不适当的甲硫氨酸水平可损害短期生殖功能和后代的长期生理。高水平的甲硫氨酸也可干扰细胞内 S- 腺苷甲硫氨酸库，影响胎儿的发育和生长。膳食中过量的甲硫氨酸也可能间接通过同型半胱氨酸的生成或内分泌功能的紊乱而影响胎儿发育。

3）参考摄入量：中国营养学会建议和推荐的妊娠期蛋白质增加量是：妊娠早期（妊娠 12 周末以前）为 5g/d，妊娠中期（妊娠第 13 ～ 27 周末）为 15g/d，妊娠晚期（妊娠第 28 周以后）为 20g/d。除数量保证外，还要保证动物类和大豆类等优质蛋白质的摄入量占总蛋白质摄入量的 1/3 以上。

（3）脂类

1）妊娠期脂类需要：脂类是人类膳食能量的重要来源。孕妇妊娠过程及胎儿的发育，均需要脂肪储备。孕期需积累 3 ～ 4kg 的脂肪以备产后泌乳，此外膳食脂肪中的磷脂及其中的长链多不饱和脂肪酸对人类生命早期脑和视网膜的发育具有重要作用。比如，在胎儿脑及神经系统发育过程中，需要适量必需脂肪酸来构成其固体成分，这些决定了孕期对脂肪酸及特殊脂肪酸的需要。

2）脂类缺乏的影响：妊娠期间如缺乏脂类，将推迟脑细胞的分裂与增殖，还可影响脂溶性维生素的吸收。

3）参考摄入量：由于孕妇的血脂较非孕时稍高，如供给脂肪量过多，将使非生理性体重增加，故脂肪总量不宜过多。通常要求孕妇饮食脂肪占总能量以 25% ～ 30% 为宜，必需脂肪酸至少要提供总能量的 1% ～ 2%。

（4）糖类

1）妊娠期糖类需要：糖类是能量的主要来源。胎儿组织脂肪酸氧化酶活力很低，较少利用脂肪供能，葡萄糖就几乎成为提供胎儿能量的唯一形式。妊娠期糖代谢改变，使孕妇平时血糖低于非妊娠妇女，为节省葡萄糖以满足胎儿能量需要，母体不得不以氧化脂肪和蛋白质来供能。

2）糖类缺乏和过量：当孕妇糖类摄入不足，处于饥饿状态时，脂肪动员过快，氧化不完全时，易出现酮症或酮症酸中毒。孕期体重增加少的孕妇对酮症更敏感。妊娠晚期糖类等过分摄入，胎儿长得过大形成巨大儿，会导致难产。

3）参考摄入量：孕妇即使妊娠反应严重，每天至少应摄入糖类 150～250g，由 250g 糖类所提供能量以占总能量 60% 左右为宜。

2. 孕期微量营养素的需要

（1）矿物质 妊娠期对矿物质的需要量增加，妊娠期妇女易于缺乏的矿物质主要是钙、铁、锌、碘等。

1）钙：钙的主要生理功能之一是构成骨骼和牙齿。成年妇女机体内含钙量约为 1kg，妊娠期需增加贮存钙量约为 30g，主要用于胎儿的骨骼和牙齿发育。如果在妊娠最后 3 个月，孕体钙摄入量不足，将影响胎儿骨骼和牙齿的发育，这时孕体骨钙将被动用以满足胎儿的需要。因此，孕期需增加钙摄入以保证母体骨骼钙不致因满足胎儿的钙需求而被耗竭。由于我国人民饮食中钙质普遍不足，母体平时贮存不多，故妊娠全过程都要补充钙。

孕妇饮食钙摄入不足，会引起母体血钙下降，可发生"小腿抽筋"或手足抽搐，同时胎儿须从母体内获取大量钙，若不能满足，则会夺取母体骨骼中的钙质，结果导致母体骨质疏松，进而形成骨质软化症，胎儿也可能产生先天性佝偻病或缺钙抽搐症状。近来研究表明，孕期低钙还与妊娠高血压综合征的发生有关。

许多因素影响饮食钙吸收，如食物中的植酸，菠菜、苋菜等蔬菜中草酸均可妨碍钙吸收；摄入脂肪过多，与钙形成钙皂，也妨碍其吸收。维生素 D 能促进钙吸收，维生素 D 供给不足或晒太阳机会太少，都容易造成钙缺乏。牛奶是钙的良好食物来源，小虾米皮、鱼松、蛋类含钙也较多，豆类与豆制品、芝麻酱、海带及含草酸少的蔬菜也是饮食中钙的来源。我国食物构成以谷类及植物性食物为主，在妊娠期间更应注意钙的补充。特别是奶类摄入少者，宜加服钙制剂。

中国营养学会建议妊娠早期的妇女每日摄入钙量为800mg，妊娠中期每日为1000mg，妊娠后期每日为1200mg。

2）铁：铁是人体必需的微量元素之一。整个妊娠期需铁总量约为1000mg，其中350mg满足胎儿和胎盘生长发育的需要，450mg为妊娠期红细胞增加需要，其余部分是用于补偿分娩时出血所丢失铁约200mg。妊娠期肠道铁的吸收作用增强2～3倍，母体所贮存的铁被动用以满足胎儿对铁的需要。胎盘铁的转运是通过一种特异性运铁蛋白结合受体及可

能的铁 – 运铁蛋白复合物的胞饮作用完成的。

妊娠期缺铁可引起妊娠期缺铁性贫血，与母体死亡率有关。妊娠期缺铁性贫血是常见的营养素缺乏病之一，我国妊娠期妇女缺铁性贫血平均患病率约为 30%。目前已有大量证据认为，孕早期铁缺乏与早产和低体重出生儿相关。已知铁缺乏可影响免疫状态，低血浆铁浓度也选择性抑制 TH1 细胞的增殖。因此，铁对维持母体健康和降低感染危险是重要的。

由于食物中铁吸收率低，尤其是我国饮食铁来源多为植物性食物所含非血红素铁。因此，中国营养学会建议，孕中期妇女的膳食铁摄入量为 25mg/d，孕晚期为 35mg/d。但孕期对铁需要常很难从饮食得到满足，即使是营养良好的人群也不例外。故推荐自孕中期至晚期每天应补充 30mg 元素铁，此量相当于补充 150mg 硫酸亚铁或 100mg 富马酸亚铁。

3）锌：妊娠期妇女摄入充足量的锌有利于胎体生长发育和预防先天性出生缺陷。成年妇女体内含锌量约为 1.3g，妊娠期增加至 1.7g。胎儿对锌的需要量在妊娠末期最高，此时胎盘主动转运锌量为 0.6 ～ 0.8mg/d。血浆锌水平一般在妊娠早期就开始下降，直至妊娠结束，比非妊娠妇女低约 35%。

妊娠期锌缺乏危害胚胎发育和形态发生，与先天异常、流产、子宫内生长迟缓和早产有关，严重的锌缺乏可导致畸形。动物实验研究发现，植入前期大鼠锌缺乏损害性地改变胚胎形态和降低植入成功率，而植入后期大鼠锌缺乏可能导致胚胎毒性。母鼠缺锌时，仔鼠骨骼发育不良，并发畸形

（如唇裂和腭裂，脑和眼睛的畸形，心、肺和泌尿生殖系统的许多畸形），也出现生化和功能异常；而母体锌摄入充足，可促进胎儿生长发育和预防先天畸形。锌缺乏也影响免疫反应，血锌低的孕妇比较容易感染。人类孕期锌的补充也可增加出生体重和新生儿头围。因此，在妊娠期应增加锌的摄入量。

中国营养学会建议，妊娠期妇女每日锌摄入量应由非妊娠妇女的 15mg 增加至 20mg。

4）碘：碘是合成甲状腺素所必需的营养素，而甲状腺素可促进蛋白质合成，并促进胎儿生长发育，对于大脑正常发育和成熟均非常重要。妊娠中期基础代谢率开始增高，反映甲状腺素分泌增加和碘的需要量增加。

妊娠期妇女碘缺乏可能导致胎儿甲状腺功能减退，从而引起以严重的智力低下和生长发育迟缓为主要表现的呆小症。此外，也可能导致新生儿死亡率增高、流产和胎儿畸形。在孕早期（妊娠的前 3 个月），通过纠正母体碘缺乏可以预防呆小症。

中国营养学会建议妊娠期膳食中碘的摄入量由非妊娠妇女的每日 150μg 增至 175μg。

（2）维生素　是维持身体健康、促进生长发育和调节生理功能所不可缺少的一类营养素。根据溶解性的不同分为脂溶性和水溶性两大类。脂溶性维生素包括维生素 A、D、E、K；水溶性维生素为 B 族维生素和维生素 C。脂溶性维生素在肠道吸收后可在体内贮存，因此维生素 A 和维生素 D 摄入过量可在体内蓄积而引起中毒，维生素 E 过多也有不良作用。水溶性维生素中，B 族维生素有维生素 B_1（硫胺素）、维生素 B_2（核黄素）、烟酸、维生素 B_6、维生素 B_{12}、叶酸等。这类维生素的特点是均溶于水，在体内不易大量贮存，当组织中含量达饱和时多余部分随尿排出。在孕期，许多维生素在血液中的浓度降低，这与孕期正常生理调整有关，并不一定明显地增加需要量。孕期需要特别考虑维生素 A、维生素 D 和 B 族维生素的供给。

1）维生素 A：妊娠期妇女摄入足量的维生素 A 有利于胎儿的正常生长发育和维持自身的健康，并在肝有一定量贮存。

孕妇维生素 A 缺乏可引起夜盲症，增加母体死亡的危险，也可能与早产、发育迟缓、低体重出生儿及分娩前出血的发生有关。维生素 A 摄入过少或过多都可以引起胎儿畸形。维生素 A 摄入过量时不但可引起中毒，还可导致先天畸形，尤其在孕早期。实验动物缺乏维生素 A 可致孕鼠流产及胚胎发育不全，幼年动物生长停滞及骨、齿形成不良。但也不能摄入过量，过量维生素 A 有致畸作用，并可影响胎儿骨骼发育。

中国营养学会推荐孕妇每天的摄入标准为：孕早期为 800μg。孕中、晚期均为 900μg。孕妇每天维生素 A 最高摄入量为 2400μg。

2）维生素 D：增加妊娠期妇女摄入维生素 D 的量主要是考虑到有利于胎儿钙的沉积和骨矿物质化。

妊娠期妇女缺乏维生素 D 可导致胎儿骨骼和牙齿发育不

良，并可导致新生儿低钙血症、手足抽搐及母体骨质软化症。但孕期维生素 D 缺乏较少见，主要发生在北方日照不足地区，且常伴钙摄入不足。由于补充过量的维生素 D 可导致中毒，故妊娠期妇女补充维生素 D 时应慎重。

中国营养学会推荐孕妇每天饮食维生素 D 供给量为 10μg。

3）维生素 B_1：因维生素 B_1 主要功能为参与糖类代谢，且不能在体内长期贮存，故足够的摄入量十分重要。

妊娠期妇女缺乏维生素 B_1 时，母体可能没有明显的临床表现，但胎儿出生后可能出现先天性脚气病。近年来在我国南方的一些农村地区，单纯食用精白米的情况增多，致使孕妇发生维生素 B_1 缺乏的情况有所增加。

中国营养学会建议妊娠期妇女每日膳食维生素 B_1 的摄入量为 1.5mg。

4）维生素 B_2：孕期维生素 B_2 需要量增高，主要是因母体和胚胎组织合成增加，以及能量利用增加需要所致。有研究证明，充足的维生素 B_2 有利于铁吸收。维生素 B_2 若摄入不足则随着妊娠进展可出现维生素 B_2 缺乏。有报道从妊娠第 7～42 周，维生素 B_2 缺乏率从 20% 增至 40%。维生素 B_2 缺乏通过降低抗体反应、胸腺重量和循环中的淋巴细胞含量来影响免疫反应。

中国营养学会推荐妊娠期饮食维生素 B_2 供给量为每天1.7mg。

5）维生素 PP：尽管机体可由色氨酸代谢转换而获得部

分维生素 PP 的可能，孕期膳食维生素 PP 需要量增高，主要是因母体和胚胎组织合成增加，以及能量利用增加所致。

维生素 PP 饮食供给量与维生素 B_1 保持合适比例，故孕妇每天饮食维生素 PP 供给量应为 18mg。

6）维生素 B_6：在体内经磷酸化后成为其活性形式磷酸吡哆醛，磷酸吡哆醛对核酸代谢及蛋白质合成有重要作用。孕期血液中维生素 B_6 浓度降低，对维生素 B_6 的需要量增加。因此，妊娠期妇女补充足量的维生素 B_6 十分重要。维生素 B_6 的缺乏与糖类不耐性、孕妇剧吐和婴儿神经疾病有关。维生素 B_6 缺乏也影响免疫反应。不同国家推荐的妊娠妇女维生素 B_6 供给量大体上比非妊娠妇女每日增加 0.5mg，当蛋白质摄入量增多时，维生素 B_6 供给量也应增加。

中国营养学会推荐妊娠期妇女维生素 B_6 供给量为每天 2.0mg。

7）叶酸：是 B 族维生素中的一种。为满足快速生长胎儿组织的 DNA 合成，胎盘、母体组织和红细胞增加等所需的叶酸，孕妇对叶酸的需要量大大增加。当妊娠期妇女体内叶酸缺乏时，无法满足自身和胎体对叶酸的需要，结果使 DNA、RNA 合成受到抑制，发生巨幼红细胞贫血。孕早期叶酸缺乏可引起胎儿神经管畸形，还可引起胎盘早剥、低体重出生儿。如果育龄妇女在妊娠前 1 个月至妊娠后 3 个月每天服用 400μg 叶酸，就可有效预防神经管畸形。由于神经管畸形发生在妊娠头 28 天内，即胎儿神经管形成闭锁。因此，叶酸补充时间应从孕前至少 1 个月至怀孕后 3 个月。

中国营养学会建议孕妇推荐营养素摄入量叶酸为 600μg/d。因大剂量口服叶酸有可能掩盖维生素 B_{12} 缺乏的早期表现，而导致神经系统受损害。因此孕妇每天叶酸补充量应控制在 1mg 以下为宜。可多食用富含叶酸的动物肝、肾及绿叶蔬菜等食物。

8）维生素 B_{12}：在体内以辅酶 B_{12} 和甲基 B_{12} 辅酶形式参与生化反应。在甲硫氨酸代谢中，甲基 B_{12} 作为甲硫氨酸合成酶辅助因子，从 5- 甲基四氢叶酸获得甲基，转而供给同型半胱氨酸，在甲硫氨酸合成酶作用下合成甲硫氨酸。孕期维生素 B_{12} 的需要增加是满足胚胎需要和代谢需要的增加。维生素 B_{12} 缺乏时，同型半胱氨酸转变成甲硫氨酸障碍，而在血中累积，形成高同型半胱氨酸血症。维生素 B_{12} 缺乏还可使 5- 甲基四氢叶酸脱甲基转变成四氢叶酸的反应受阻，致使四氢叶酸形成障碍，而诱发巨幼红细胞贫血。维生素 B_{12} 缺乏还可导致胎体的神经系统受损、子宫内死亡和抑制母体的免疫反应。

中国营养学会建议妊娠期妇女维生素 B_{12} 的摄入量为每天 2.6μg。

9）维生素 C：胎儿生长发育需要大量维生素 C，维生素 C 对胎儿骨、齿的正常发育，造血系统健全和机体抵抗力等都有促进作用。在妊娠期间，胎儿血中维生素 C 含量比母体高 2～4 倍，而母体维生素 C 含量比非妊娠妇女低 50% 左右，故增加膳食中维生素C摄入可弥补母体组织库中的丢失。孕妇缺乏维生素C时易患贫血、出血，也可引起早产、流产，以及新生儿出血倾向。

我国推荐妊娠期妇女每日膳食维生素C的摄入量为130mg，以满足母体和胎儿的需要。

（三）妊娠期营养不良

1. 造成营养不良的因素和机制

膳食营养素摄入不足的结果是营养缺乏，食物中任何营养素量的不足最后将导致营养素缺乏。缺乏的机制包括遗传因素（基因突变，多态性和多基因缺失）造成高于正常营养素需要的量、营养相互作用（膳食结合因子的作用、营养素与营养素之间的相互作用）、药物或其他化学物和毒物对营养素的作用以及应激诱导的营养素代谢的生理变化（如糖尿病、高血压改变锌、铜等几种矿物质的代谢改变）。

有可能发展成营养不良的妇女包括：①年轻的妇女（少女）；②多次怀孕（消耗了怀孕妇女的营养储备）；③有不良饮食习惯者，如非饮食减肥、素食主义者等；④抽烟、酗酒或滥用药物的妇女；⑤乳糖不耐受症或患有特殊饮食的慢性病妇女；⑥怀孕时体重过轻或过重；⑦怀上双胞胎、三胞胎等多胎的妇女；⑧怀孕期间体重不足或过重者。

2. 孕妇营养不良的后果

孕妇的营养除维持自身需求外还要满足胚胎生长发育及储存的全部需要。妊娠期妇女营养状态的优劣直接影响母体本身的健康，也间接影响胚胎的正常发育。

动物实验研究表明，连续许多代的营养不良对多代的生殖行为产生蓄积作用。因此，用蛋白质缺乏的饲料喂饲大鼠12代导致代与代之间进行性的胚胎生长缓慢，而当用正常饲料喂饲大鼠，需要3代时间来恢复正常的生长和发育。妇女出生体重影响其后代的出生体重，而且低体重出生儿的母亲往往有低体重指数的新生儿，而父亲出生体重与其后代出生体重无关。这种现象与低体重出生儿母亲母体胎盘供给可能无法满足胎儿营养需要相一致。这种作用的机制包括子宫和脉管系统的改变、母体代谢状态程序性改变和胎盘损害。

此外，妊娠期营养不良也对胎盘产生影响。孕期母体能量摄入不足，可影响胎盘的大小；缺铁性贫血可导致孕妇娩出的胎盘代偿性肥大；动物研究显示，严重的蛋白质缺乏可导致胎盘总蛋白减少及DNA含量下降。胎盘发育不良，可导致低体重儿出生。

（四）妊娠期膳食原则

妊娠期膳食应随着妊娠期妇女的生理变化和胎体生长发育的状况进行合理调配。

1. 妊娠早期

约有 50％ 的妇女在停经 6 周左右出现早孕反应，第 12 周左右自行消失。早孕反应的主要表现为厌油腻、食欲缺乏、恶心、呕吐（晨起呕吐常见）、头晕、乏力、畏寒、嗜睡和喜食酸物等。因此，妊娠早期膳食应以清淡、易消化、口感好为主要原则。建议每日服用适量叶酸和维生素 B_{12} 等，以预防胎儿神经管畸形的发生。

2. 妊娠中、晚期

从妊娠中期开始，胎儿生长发育速度加快，母体自身也开始贮存脂肪、蛋白质等，同时缺钙、缺铁等现象亦增多。因此，妊娠中、晚期的膳食应保持多样化，选择和食用新鲜的乳、蛋、禽、鱼、肉、蔬菜和水果等，以保证母体和胎儿对营养素的需求。此时合理营养和平衡膳食十分重要，一般要求膳食应尽可能包括以下各类食品并保证一定数量。

（1）每日 400～500g 谷类（米、面及各种杂粮）是能量的主要来源，并提供蛋白质及 B 族维生素。

（2）每日 50～100g 豆类及豆制品是优质蛋白质的植物来源，并可提供丰富的矿物质。

（3）每日 50～150g 肉、禽、鱼等动物性食品，1～2个鸡蛋，提供优质蛋白质、矿物质和维生素。有条件时还可经常食用动物肝脏及动物血，以增加吸收率高的血红素铁的摄入。

（4）每日 250～500mL 鲜奶能提供优质蛋白质、钙及维生素。个别孕妇喝鲜奶出现腹胀及不适反应者，可改喝酸奶。

（5）每日 400～500g 蔬菜及 100～200g 水果是膳食中矿物质、维生素和膳食纤维的主要来源。

（6）每日 15～20g 烹调植物油，盐、糖适量。

妊娠期间由于消化功能下降，抵抗力减弱，易发生腹泻或便秘，因此应尽量食用新鲜和易消化的食物。为防止孕期便秘，可多食用膳食纤维含量丰富的蔬菜、水果及薯类。妊娠后期若出现水肿，应限制摄入含盐分多的食物。上述各类食物的数量仅为参考数值，尚需根据不同个体的具体情况作出适当调整。

第四章　起居调护

　　"日出而作，日落而息"是古代先民为适应农耕生产而形成的起居习惯。随着先贤对生命现象及自然现象观察的不断深入，发现古代先民的起居习惯包含着"天人相应"的哲学思想，对人的身体健康大有裨益。以此为出发点，经过不断地总结与提炼，逐渐形成了中医独有的起居调护文化。个人良好的生殖能力是身体健康的重要表现，群体良好的生殖能力是民族得以繁衍昌盛的重要保障。古代医家对此有诸多研究，现代文献中也论述了起居调护与生殖健康的重要关系。本章我们将依托文献研究，论述睡眠行为、居住环境、节令气候、季节、明暗光线等起居行为与生殖健康的关系。

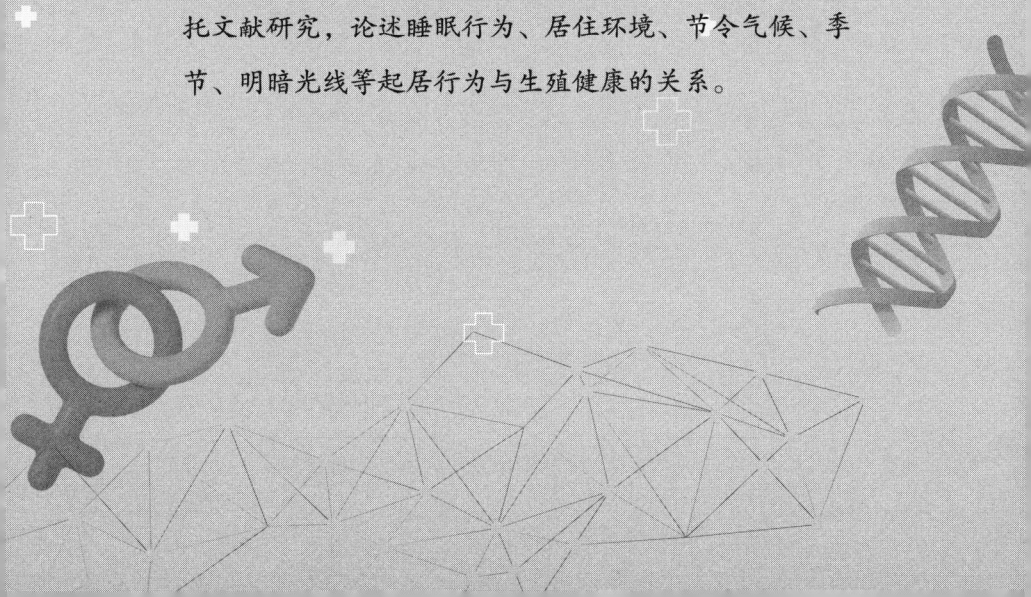

第一节　起居调护概述

一、起居调护的起源

自古以来，我国人民就很重视起居的调摄。《尚书》中即有"起居不节，用力过度，则络脉伤"的记载。《素问·上古天真论》亦强调："食饮有节，起居有常。"三国时期，孔明遣使至魏营，司马懿不问军事，只问其饮食起居，并说："孔明食少事烦，其能久乎？"丁其誉《寿世秘典》中指出："慎起居，谨嗜欲，守中实内，长生久视，道无逾此。"可见，调摄起居是健康生殖的一个重要方面。

《内经》总结了先秦时期医药学丰富的实践经验，先秦道家、儒家、杂家的养生思想为《内经》起居调护理论的形成作出了重要贡献。《内经》把人与自然界看成一个整体，自然界的种种变化，都会影响人体的生命活动，即天有所变，人有所应。因而，强调要适应自然变化，避免外邪侵袭。如《灵枢·本神》指出"顺四时而适寒暑"，《素问·四气调神大论》则提出了"春夏养阳，秋冬养阴"的四时摄生原则。《素问·上古天真论》又明确指出"虚邪贼风，避之有时"，从而开辟了中医防病养生的先河。

古人认为"起居有节"是保持身体健康、益寿延年的重要因素。"起居过妄伤肝"理论明确见于《中藏经·劳伤论》，云："劳者，劳于神气也……色欲过度则伤肾，起居过妄则伤肝，喜怒悲愁过度则伤肺。"李东垣《脾胃论·肺之脾胃虚论》云"食饮不节，起居不时者，阴受之……阴受之则入五脏"，亦论及"起居不时"是五脏发病之因。

《内经》提出了以肾为轴心的男科学说，论述男性生理特点及生长、发育和生殖规律，认为"肾为命门之火"，是生殖、发育的动力；"肾主水"，肾主持和调节人体的水液代谢；"肾司二阴"，肾气直接控制着膀胱排尿、阴茎勃起与排精功能；强调肾藏精，肾所藏先天之精是男子生殖、生长、发育的物质基础。

二、起居调护的功效

（一）平衡阴阳

所谓"平衡"有两层意思：一是指机体自身各部分间的正常生理功能的动态平衡；二是指机体功能与自然界物质交换过程中的相对平衡。

人与自然界是统一的整体，人体阴阳气血随日月星辰、四时八节的影响而不断发生周期性变化，从而使人体存在着一定的生命节律。起居有常即强调作息制度要符合人体生命节律。一年四季，寒暑往来，阴阳消长。《素问·四气调神大论》曰"春三月……夜卧早起，广步于庭，披发缓形"，"夏三月……夜卧早起，无厌于日"，"秋三月……早卧早起，与鸡俱兴"，"冬三月……早卧晚起，必待日光"。这是在《内经》中明确提出的关于四时起居的原则，这样安排是为了顺应阳气的春生、夏长、秋收、冬藏。正所谓"春夏养阳，秋冬养阴"。一日之内随着昼夜晨昏交替，阴阳也会产生消长变化，人体的阳气在白天运行于外，推动着人体的脏腑组织器官进行各种正常的活动，所以白天是学习或工作的最佳时机。夜晚人体的阳气内敛而趋向于里，则有利于机体休息以便恢复精力。正所谓"日出而作，日落而息"，这种古老的生活作息方式，恰恰与自然界阴阳消长的变化规律相适应，有益于人体健康。

（二）调和气血

气血调和是维持人体生存的物质基础，与劳逸适度有着密不可分的关系。"劳"指体力、脑力劳动和体育运动，"逸"指休闲、休息。劳逸的协调统一是人体生理功能的需要。历代养生家都非常强调劳逸适度对健康的影响。中医学认为，"劳则气耗，逸则气滞"，劳逸适度是保肾固精，避免五脏生理功能失调的重要措施。适当劳作可调节气血运行，增强生理功能，是健康长寿不可缺少的。但劳力过度则耗伤气血，损害健康。《内经》说"久视伤血""久行伤筋""久立伤骨"。特别是老年人，劳动更不可过极。一般以劳动或运动后无疲劳感为度。如果劳动之后感到疲乏或心慌气短，说明已经过量，应该进行调整。正如《备急千金要方·道林养性》所指出的："养性之道，常欲小劳，但莫大疲及强所不能堪耳。"过度安逸同样可以致病。如果贪逸无度，不进行适当的体力和脑力劳动，不参加体育锻炼，易使气机郁滞，气血运行不畅，脏腑功能低下，情绪低落，体力衰退。《内经》明确提出"久坐伤肉""久卧伤气"。清代医家陆九芝在《逸病论》指出："世但知有劳病，不知有逸病。然而，逸之为病，正不少也。"

（三）扶正祛邪

起居调护尤其重视保养人体正气，增强生命活力和适应自然界变化的能力，以达到健康长寿的目的。人体疾病发生和早衰的根本原因，就在于机体正气的虚衰。起居有常，劳逸适度，则人体正气旺盛，是机体阴阳协调、气血充盈、脏腑经络功能正常、卫外固密的象征，是机体健壮的根本所在。因此，历代医家和养生家都非常重视养护人体正气。《寿亲养老新书》对保养人体正气做了概括："一者少言语，养内气；二者戒色欲，养精气；三者薄滋味，养血气：四者咽津液，养脏气；五者莫嗔怒，养肝气；六者美饮食，养胃气；七者少思虑，养心气。"人体诸气得养，脏腑功能协调，使机体按一定规律生生化化，则正气旺盛，精力充沛，健康长寿；正气虚弱，则精神不振，多病早衰。一旦人体生理活动的动力源泉断绝，生命活动也就停止了。

　　人体正气又是抵御外邪、防病健身和促进机体康复最根本的要素，疾病的过程就是"正气"和"邪气"相互作用的结果，正气不足是机体功能失调产生疾病的根本原因。《素问遗篇·刺法论》说："正气存内，邪不可干。"《素问·评热病论》说："邪之所凑，其气必虚。"《灵枢·百病始生》又进一步指出："风雨寒热不得虚，邪不能独伤人。卒然逢疾风暴雨而不病者，盖无虚，故邪不能独伤人。此必因虚邪之风，与其身形，两虚相得，乃客其形。"这些论述从正反两个方面阐明了中医的正虚发病病因。正气充沛，虽有外邪侵犯，也能抵抗，而使机体免于生病，患病后亦能较快地康复。由此可知，中医养生学所指的"正气"，实际上是维护人体健康的脏腑生理功能的动力和抵抗病邪的能力，它包括人体卫外功能、免疫功能、调节功能及各种代偿功能等。正气充盛，可保持体内阴阳平衡，更好地适应外在变化，故正确的起居调护不仅可以提高人体正气，又可抵御外来邪气，以达到健康长寿的目的。

第二节 起居调护与生殖健康

一、睡眠行为与生殖健康

地球上的生物体均遵循一定的昼夜节律（circadian rhythm），如体温、血压、激素和情绪等都会随着昼夜交替而出现规律性的变化。睡眠 – 觉醒节律（sleep–wake rhythms）是所有生理功能波动变化中最基本的节律，它随着昼夜节律而变化，表现出睡眠和觉醒交替的规律。睡眠 – 觉醒节律紊乱（sleep–wake rhythm disorder）是指个体睡眠和觉醒周期的节律异常，主要表现为失眠和日间过度嗜睡。

随着社会的发展，24 小时的社会服务和昼夜颠倒的工作模式越来越常见，有害环境（居住环境拥挤、光和噪声污染等）增加、生活方式改变（如熬夜玩电子产品等）、生活工作压力加剧，以及由此带来的长期反复的应激状态，都会增加睡眠不足、睡眠质量差和昼夜节律紊乱等睡眠问题发生的风险。而获得充足、优质的睡眠与水和食物一样，对身心健康和幸福至关重要。相关研究显示，睡眠行为和昼夜节律紊乱能直接影响人们的身心健康，它与诸多疾病的发生密切关联，不仅与抑郁症、癌症、心血管和代谢疾病有关，还会影响生殖健康。

人体脑内两大系统（睡眠和觉醒）互相抑制，调节睡眠和觉醒切换。正常的睡眠－觉醒节律对维持人体健康至关重要。常见的睡眠障碍如失眠、睡眠剥夺和阻塞性睡眠呼吸暂停综合征（obstructive sleep apnea syndrome，OSAS）等会引起脑高级功能的异常，产生各种有害健康的问题。目前，睡眠问题对男、女生育力的损害引起了相关研究人员的关注。多项研究表明，轮班、睡眠剥夺和昼夜节律紊乱等睡眠问题不仅会影响动物的生殖系统，还会影响女性的卵泡发育、激素分泌、月经周期，以及导致流产和不孕；同时也会影响男性的精子浓度、精子活力、DNA 完整性和导致不育。

（一）睡眠对男性生育功能的影响

健康的睡眠需要足够的时间、良好的质量、适当的时间和规律，以及没有睡眠干扰或紊乱。睡眠时间的测量是最常被调查的与健康有关的睡眠测量方法之一。美国睡眠医学学会（AASM）、睡眠研究学会（SRS）及美国国家睡眠基金会（NSF）在 2015 年发表声明：成年人每晚应该有规律地睡足 7～9 小时，每晚睡眠少于 7 小时可能会导致肥胖、糖尿病、高血压、心脏病、中风、抑郁、不孕不育，增加死亡风险。

现有流行病学证据也显示，睡眠障碍与精子浓度、总数和睾丸体积下降有关，还会影响精子的形态。有研究发现与非倒班工作男性相比，倒班工作男性血液中睾酮水平降低，性功能减退，且不育发生风险增加。此外，在大学生人群中开展的一项前瞻性队列研究也显示，昼夜节律紊乱与精子总数呈负相关，社会时差每增加 1 小时，总精子数降低 5.9%。该队列的研究还发现睡眠时长与精液量、精子总数和精子 DNA 完整性呈非线性关联，睡眠时长在 7～7.5 小时的男性大学生精液质量和精子 DNA 完整性最好。睡眠时间过长和过短都对男性生育力有不利影响，且改善睡眠行为也会使精液质量有所恢复。中国健康与营养调查（China Health and Nutrition Survey，CHNS）也显示男性睡眠时间（≥8 小时 / 天）与其配偶的受孕率呈负相关，这表明保持良好的睡眠习惯，有利于改善男性生育力。

1. 睡眠时长对男性精液参数的影响

睡眠时间型较早的男性和时间型较晚的男性分别容易出现睡眠时间不足和社会时差，这两种情况都与精子数量减少有关。短时间和长时间的睡眠都会导致精子数量和精子活性下降，部分原因是精液中抗精子抗体的生成增加。与夜间睡眠时间为 7.5～8.0 小时 / 天的男性相比，夜间睡眠时间低于 6.0 小时 / 天的男性精子总活力和前向运动率较低，分别为 4.4% 和 5%；与总睡眠时间为 8.0～8.5 小时 / 天的男性相比，睡眠时间低于 6 小时 / 天和高于 9 小时 / 天的男性的精子质量更低，分别为 $12×10^6/mL$ 和 $3.9×10^6/mL$。上述研究表明，男性每天应该保持合理的睡眠时长，过长（>9 小时 / 天）或过短（<6 小时 / 天）的睡眠时间皆与精液质量受损有关。

2. 睡眠时长对男性性功能的影响

在男性中，与最佳睡眠时间相比，长时间睡眠与勃起困难之间存在显著的关联。生育期男性在入睡时开始分泌睾酮，并在第一个快速动眼期达高峰，并持续至醒来。发生睡眠障碍将会抑制睾酮分泌，成年后随年龄增长，睾酮分泌水平会缓慢下降，睡眠障碍对睾酮分泌的抑制作用会越来越明显。研究表明，睾酮水平与睡眠效率、睡眠时长等客观及主观睡眠参数呈正相关，与睡眠障碍则呈负相关。

3. 睡眠障碍对激素水平的影响

睡眠障碍除直接影响男性睾酮水平外，还影响其他与生殖能力相关激素。轮班工作会导致睡眠中断和外部强光暗循环与内源性昼夜节律系统之间的失调，影响男性褪黑素水平。褪黑素是一种重要的昼夜节律激素，是由松果体分泌的一种吲哚胺，被认为是一种强大的自由基清除剂和广谱抗氧化剂。精浆中氧化蛋白损伤的标志物——高级氧化蛋白产物（advanced oxidation protein products，AOPP）和总抗氧化能力（total antioxidant capacity，TAC）与褪黑素水平呈负相关性。褪黑激素水平的降低与 AOPP 的升高一起改变了射精中的氧化–抗氧化平衡，从而影响了生育能力。

（二）睡眠对女性生育功能的影响

睡眠行为和昼夜节律紊乱也与女性生育力有关。相关研究显示，女性周末晚睡晚起、社会时差大和睡眠障碍等均会影响卵泡发育和激素分泌，甚至增加妊娠困难、自然流产和早产的发生风险。昼夜节律紊乱与女性不孕存在关联，影响卵泡发育和激素分泌，改变月经周期，甚至增加自然流产和早产的发生风险。生物钟基因在哺乳动物生殖器官（卵巢、输卵管、子宫和睾丸等）中均有表达，它对生殖健康有着重要作用。生物钟可感知激素动态以调节生理功能。由某些生物钟基因介导的节律，可通过分别含血管活性肠肽（vasoactive intestinal peptide，VIP）神经元和精氨酸加压素（arginine vasopressin，AVP）神经元的两种神经网络，刺激促性腺激素释放素（gonadotropin-releasing hormone，GnRH）和促黄体生成素（luteinizing hormone，LH）的释放。生物钟基因的规律振荡在卵巢组织中发挥调节作用，特别是卵泡内的膜细胞、颗粒细胞和卵母细胞。精细的昼夜节律调节不仅对维持复杂的生殖激素合成和分泌过程很重要，而且对卵泡发育、排卵、受精和着床等生殖过程也很重要。

1. 昼夜节律紊乱与多囊卵巢综合征（PCOS）

高雄激素血症是公认的 PCOS 核心病理特征。生殖和代谢过程均受生物钟的严密调控，昼夜节律紊乱可以直接或间接诱发高雄激素血症，"昼夜节律紊乱 – 胰岛素抵抗 – 高雄"恶性循环加剧 PCOS 生殖代谢障碍。持续黑暗导致褪黑素受体低表达，致芳香化酶 CY19A1 含量降低，从而降低颗粒细胞将雄激素转化为雌激素的能力，引发高雄激素血症。《灵枢·大惑论》曰："阳气尽则卧，阴气尽则寤。"睡眠是阴阳转化运动的关键环节，顺应人体昼夜节律，则可保护机体阴阳平衡；若夜深不寐，久则暗耗肝阴。女子以肝为先天，肝藏血，主疏泄，体阴而用阳，有易郁、易热、易虚、易亢的特点。"妇人之生，有余于气，不足于血"，昼夜节律紊乱加重肝阴之损耗，肝阴不足，冲任亏虚，血海不盈，致经后期阴长阳消之时，阴长不足，难以达到重阴状态，导致卵泡生长停滞，引发闭经、不孕症等。PCOS 合并昼夜节律紊乱患者临床中常兼见头痛头晕、性急易怒、心烦、眼干、口干、耳鸣、痤疮等肝阴不足和肝阳上亢甚则化火之象。

2. 睡眠障碍对性激素分泌的影响

对黄体生成素（LH）和促卵泡生成素（FSH）分泌的影响表现为 LH 水平过高会干扰生殖系统的正常功能。正常情况下，在卵泡早期，睡眠会减少 LH 脉冲频率，而醒觉和 LH 脉冲幅度的增加有关。在卵泡中期，LH 脉冲的幅度和频率都会减少，睡眠在此阶段发挥的调节功能较弱。在黄体期的中期至后期，LH 脉冲幅度呈下降趋势并不再受睡眠的调节。然而，在睡眠剥夺情况下，LH 水平会明显上升。过低或过高水平的 FSH 均会引起生殖功能的异常。正常情况下，睡眠会使 FSH 水平降低。部分睡眠剥夺不会使 FSH 水平发生变化，但昼夜节律障碍会使 FSH 水平升高。

北美孕前队列研究显示与每天睡眠时长为 8 小时的女性相比，每天睡眠时长 ≤ 6 小时的女性受孕能力降低，但相关性较弱，调整协变量后关联不存在，且在睡眠时长为 7 小时

和 ≥ 9 小时的女性中未观察到受孕能力降低。还有研究显示，女性睡眠时长与受孕能力之间呈 U 形关联，每天睡眠时长为 7 小时是一个转折点，睡 7 小时的女性受孕概率最低。

二、起居调护与男性生殖健康

《素问·上古天真论》明确指出："丈夫八岁，肾气实，发长齿更。二八，肾气盛，天癸至，精气溢泻，阴阳和，故能有子。三八，肾气平均，筋骨劲强，故真牙生而长极。四八，筋骨隆盛，肌肉满壮。五八，肾气衰，发堕齿槁。六八，阳气衰竭于上，面焦，发鬓颁白。七八，肝气衰，筋不能动。八八，天癸竭，精少，肾脏衰，则齿发去，形体皆极。"这是以 8 岁为律，按男性各年龄阶段生理特征分期的最早记载，并指出肾气的盛与虚，天癸的至与竭，主宰着男子的生长、发育、生殖与衰老的过程。

（一）健康的作息规律是生殖健康的前提

健康的作息规律、适当的运动和健康的饮食，有助于男性功能的维持，是肾精得以不断运化和衍生的源泉。对于男性生殖健康，健康的体魄是前提，日常行为中的健康运动和行为方式是重要的组成部分。

1. 晨起一杯水

晨起喝一杯水，有助于清理肠道，促进血液循环，改善排便习惯及排尿。

2. 饭后百步走

孙思邈在《千金翼方·卷第十四》中指出:"平日饭后,出门庭行五六十步,中食后,行一二百步,缓缓行,勿令气急。"脾主四肢肌肉,运动四肢就是促进脾的运化功能。饭后散步缓行,以助脾胃消化功能,这是"以动运脾"的养护之道。

3. 八小时睡眠

长期工作劳累、睡眠时间少,可导致免疫力下降,进而影响精子质量。

男性对自己的生活起居、饮食方式及情绪控制、作息环境等缺乏健康意识,不知道熬夜、酗酒、纵欲、久坐等这些不良习惯都会影响精子质量,导致生育能力下降。如何有效地进行起居调护,是体现中医治未病的重要内容之一。

(二)起居调护注意事项

1. 衣裤宜宽松舒适

部分男性患者喜欢穿紧身裤,且喜欢深色裤。紧身裤由于透气性较差,往往导致阴囊不透气,热量堆积;深色容易吸收热量,从而使外露于体表的睾丸温度升高,进而影响精子质量。另外,紧身裤容易引发阴囊湿疹,又喜食辛辣肥甘厚腻之品,致使阴囊湿疹反复发作,阴囊发热,睾丸温度则更高,致其温度调节功能失控,精子数量和活力下降。因此建议男性衣裤以宽松舒适为宜。

2. 注意起居环境

居住环境会影响男性的健康，特别是睾丸的生殖细胞对辐射较为敏感。受辐射后，睾丸的生精小管萎缩，生精停止，甚至可引起精子染色体畸变，而导致不育。住房装修一定要用环保材料，而且装修完后最好等一段时间再入住。

3. 避免接触环境类激素污染物

化学物质由于具有激素样或抗激素样属性，可影响人体内分泌，对生殖系统、胚胎发育和正常的生殖功能有不良反应。这些物质大量使用都会对精液质量产生严重影响。环境中的铅、汞、锰等重金属也对接触工人的精液质量有不良影响。

4. 戒烟限酒

酒精对精子、卵子也有毒害作用，能引起不育、流产或影响胎儿的生长发育，甚至影响胎儿出生后的智力发育。吸烟过多会导致精子畸形；长期吸烟，正常精子的数量会减少10%左右，吸烟时间越长，畸形精子越多，而且随着正常精子数目的不断减少，精子活动力也会减弱。

5. 规律起居

我们的生活起居必须有常。坚持按时作息，合理地安排起居作息，保持良好的生活习惯，坚持有规律的生活制度，尽量使工作、学习、休息、睡眠等活动保持一定的规律，顺应生物钟的要求。

三、起居调护与女性生殖健康

《素问·上古天真论》指出："女子七岁，肾气盛，齿更发长；二七而天癸至，任脉通，太冲脉盛，月事以时下，故有子；三七，肾气平均，故真牙生而长极；四七，筋骨坚，发长极，身体盛壮；五七，阳明脉衰，面始焦，发始堕；六七,三阳脉衰于上，面皆焦，发始白；七七，任脉虚，太冲脉衰少，天癸竭，地道不通，故形坏而无子也。"这是以 7 岁为律，按女性各年龄阶段生理特征分期的最早记载，并指出肾气的盛与虚，天癸的至与竭，主宰着女子的生长、发育、生殖与衰老的过程。

（一）青春期调护

青春期是女性生殖功能从开始发育到逐渐成熟的过渡时期。此期子宫发育成熟，第二性征渐趋明显，月经初潮。在行经期间，血海由满而溢，子宫泻而不藏，血室正开，机体气血变化急骤，若调摄不当，则每易致病。《校注妇人良方·卷之一·调经门》说："若遇经行，最宜谨慎，否则与产后症相类。若被惊怒劳役，则血气错乱，经脉不行，多致劳瘵等疾。"所以，在经期应注意以下几个方面的调护。

1. 保持清洁

经期血室正开，邪气易乘虚而入，滋生疾病。因此，必须保持外阴清洁，防止疾病产生。禁止性交、盆浴、阴道冲洗和游泳。

2. 避免寒凉

经期气随血泄，气虚则卫外功能不固，若感受寒凉或寒湿之邪，则气血凝滞，可致月经后期、月经过少或痛经。因此，经期不宜受风感寒、冒雨涉水、冷水洗脚或洗冷水浴。

3. 劳逸结合

正常的月经期是可以从事一般工作和学习的，但过度劳累则耗气动血，可致月经过多、经期延长，甚至崩漏。因此，经期要避免剧烈运动和重体力劳动。

（二）妊娠期调护

妊娠期保健以普及孕期保健知识和健全产前检查制度为重点，通过对孕妇和胎儿的系统监护和保健，及时发现并治疗母体和胎儿病变。结合孕妇和胎儿的具体情况，确定分娩方式，保障孕妇和胎儿的健康。因此，妊娠期调护应注意以下几个方面。

1. 劳逸有度

孕期不适宜剧烈运动和从事负担过重的体力劳动，亦不宜过于安逸，缺乏适当的劳动，尤其是长期卧床，对胎儿和生产均不利。《产孕集》说："凡妊娠，起居饮食，唯以和平为上，不可太逸，逸则气滞；不可太劳，劳则气衰。"因此，孕期应注意适当的活动，尤其妊娠中期以后更要注意。

2. 慎戒房事

《叶氏女科证治》提出："保胎以绝欲为第一要策，若不知慎戒，而触犯房事，三月以前，多犯暗产，三月以后，常致胎动小产。"因此，孕期必须谨慎房事，尤其是孕早期3个月和孕晚期2个月，应避免房事，以防导致胎动不安、堕胎、早产及感染邪毒。

四、合理调护生活起居

和谐的夫妻生活能使夫妻双方的身心保持健康，美满幸福的爱情可使对方体内分泌出令人健康长寿的代谢物质，有利于人体生殖健康。除此之外，居住环境、作息习惯、生活方式等方面都与生殖健康密切相关。要合理调护个人生活起居，促进生殖健康。

（一）晨起的宜忌

晋代葛洪主张"不欲起晚，不欲多睡""早起不在鸡鸣前，晚起不在日出后"（《抱朴子》）。这是说早晨应按时起床，不要睡懒觉，遵守合理的作息制度。古人还主张在起床之始，先做保健按摩，调神炼气、咽唾叩齿等。《尚书》中记载：早起以左右手摩肾，次摩脚心，则无脚气诸疾。以热手摩面则令人悦色，以手背揉眼则明目。此外还可摩耳、摩鼻，并做全身干沐浴。明代高濂的清晨怡养法是：鸡鸣后醒睡，即以两手呵气一二，以出夜间积毒，合掌承之搓热，擦摩两鼻旁及拂熨两目五七遍；更将两耳揉捏扯拽，卷向前后五七遍；以两手抱脑后，用中食二指弹击脑后各二十四；左右耸身舒臂，作开弓势五七遍；后以两股伸缩五七遍；叩齿漱津满口，作三咽；少息，因四时气候寒温，酌量衣服；起服自滚汤三五口，名太和汤，次服平和补脾健胃药数十丸；少顷进薄粥一二瓯，以蔬菜压之，勿过食辛辣及生硬之物；起步房中，以手鼓腹，行五六十步。《遵生八笺》记载起床以后用手从前至后梳发摩头数百次，可清脑、明目、去屑、止痒、生发。

（二）衣着的宜忌

衣服穿着需因时、因地、因人制宜。首先应适时，衣物宜得体，宜勤洗、勤换。葛洪主张"先寒而衣，先热而解"（《抱朴子·内篇·极言》）。宋代养生家沈存中认为"衣服勤浣洗，以香沾之，身数沐浴，令洁净，则神安道胜也"（《志怀录》）。"冷则加之，热则去之"，根据四时和每日的气候变化而勤换衣服是重要的养生方法。秋季天气渐冷，衣服宜渐增。冬季宜使衣服和暖贴身，使气血流通，四肢舒畅。老人冬月可穿棉背心和宽暖的棉鞋，对身体有益。如《寿亲养老新书》中指出："老人骨肉疏冷，风寒易中，若窄衣贴身，暖气着体，自然气血流通，四肢和畅。"还说："常用絮软夹帛、贴巾，帻巾中垂于颈下着肉，入衣领中至背膊间，以护膝理为妙。不然风伤膝中，必为大患，慎之慎之。春季天气渐暖，衣服宜渐减，不可顿减，使人受寒。"唐代孙思邈说："春天不可薄衣，令人伤寒，霍乱、食不消、头痛。"（《备急千金要方·卷二十七》）俗话说"春捂秋冻"，也是这个道理。

（三）居处的宜忌

《山居四要》主张居处宜洁净，卧床宜高，并认为有些木料不宜用于建屋，门口不宜有水坑，大树不宜当门。随着四季气候的变化，居处还应进行相应的改变。如春季居室宜开放，使空气流通，但夜间仍须防避风寒。夏季宜防暴晒，宜降室温，常通风。《遵生八笺》云："日晒热石不可坐，生疮。"并且需注意不要坐卧潮湿处，因湿热入脉可致腰膝疼痛、腹满泄泻等疾病。秋季由热渐凉，且燥气较盛，室内宜保持一定的温度和湿度。冬月虽然应注意防寒，但室内亦不宜太热。冬月天寒，阳气在内，已自郁热，若更加炙衣重裘，近火醉酒，则阳太盛，至春夏之交，就容易发生时行热病，这是冬天不善于保阴的缘故。老年人身体虚弱，《遵生八笺》说老人"宜居处密室，温暖衣衾，调其饮食，适其寒温，不可冒触寒风"。《山居四要》中说："老人患风湿脚气腰痛者，宜作暖炕宿卧。"还说："行路劳倦骨疼，宜得暖炕睡。"古人还主张："夏月不可用水展席，冬月不可以火焙衣，二事甚快一时，后日疾作不浅。老人衰迈，冬月畏寒，可以锡造汤婆注热水，用布囊包以避湿，先时拥被团簇，临睡甚暖，又可温足，且远火气。"明代医学家汪绮石提出"八防"的起居原则：春防风，又防寒；夏防暑热，又防因暑取凉；长夏防湿；秋防燥；冬防寒，又防风。

（四）劳作的宜忌

《吕氏春秋》中说："流水不腐，户枢不蠹，动也。"唐代孙思邈也说："人欲劳于形，百病不能成。"这都是起居调护之道的精辟总结。但是，不适当的活动和过度劳累就会导致劳伤。《素问·宣明五气》说："五劳所伤，久视伤血，久卧伤气，久坐伤肉，久立伤骨，久行伤筋。"劳伤还不仅指劳作过度，而且也包括饮食、精神等方面过劳。如《素问·经脉别论》中说："饮食饱甚，汗出于胃；惊而夺精，汗出于心；持重远行，汗出于肾；疾走恐惧，汗出于肝；摇体劳苦，汗出于脾。故春夏秋冬，四时阴阳，生病起于过用，此为常也。"所以汉代华佗主张"人体欲得动摇，但不当使极耳"。宋代诗人陆游提倡"心常凝不动，形要小劳之"。直到老年体衰之际，他仍"整床拂几当闲嬉，时取曾孙竹马骑"。对于劳作过程中需注意的事项，古人亦有很多具体的经验。如《厚生训纂》中载："盛热大汗不宜当风，冷水沃面成目疾。"《三元参赞延寿书》中载："冬时天地闭，血气藏，劳作不宜汗出冷背。""大雪中跣足之人不可便以热汤洗或饮热酒。"《诸病源候论》记载："汗出不可露卧及浴，使人身振、寒热、风疹。"

（五）沐浴的宜忌

沐浴就是洗发、浴身。清洁的身体是健康的保证。《楚辞·渔父》中记有"新浴者必振衣"。《史记·屈原贾生列传》中记有"新沐者必弹冠"。《孟子·离娄下》有"斋戒沐浴"等记载，证明讲究卫生的习惯在我国是古已有之的。中医学认为，腠理宜疏通，气血宜调畅，腠理闭塞，肺气失宣，人体脏腑气血的功能会受到影响。所以古人主张人体宜常沐浴。但沐浴时亦有许多值得注意的事项，《山居四要》中载"时行病新汗方解不可用冷水浴""沐浴未干不可睡""饥忌浴，饱忌沐，常以晦日浴，朔日沐，吉""洗头不宜用冷水淋""午后不可沐发"。《养生类纂》中载"沐浴后不得触风寒"。《备急千金要方·养性》中载"若沐浴必须密室，不能大热。亦不得大寒，皆生百疾"。

（六）房事的宜忌

《素问·上古天真论》云："以酒为浆，以安为常，醉以入房以欲竭其精，以耗散其真，不知持满，不时御神，务快其心，逆于生乐，起居无节，故半百而衰也。"意思是说，嗜酒贪饮，醉后肆行房事，纵情色欲，过于消耗精力，作息没有规律，违反养生原则的人，到五十岁时便衰老了。唐代医家王冰在解释这段话时说："爱精保神，如持盈满之器，不慎而动，则倾竭天真。"这里所说的"精"是指维持人体生命活动的基本物质，并非单指"精液"。珍爱精气，保养精神，好似捧着盛满了水的容器一样，如不慎护，就像把容器摇动，早晚会倾竭一空。所以，我国历代养生家和医学家都主张节制房事，避免过分消耗。特别是酒后、恼怒、疲倦、紧张，或有病、体弱、年老、妊娠等情况下，更应注意。明代文学家薛文清曰："人素羸瘠，乃能兢兢业业，凡酒色伤生之事皆不敢为，则其寿固延永矣。"清代医学家徐灵胎说："知填精而不知寡欲，则药焉有功效。"《醒世良方》中说："独睡能治一切虚弱劳伤，吐血，痰喘等症。所谓等者，举一可以类推焉。"《厚生训纂》中记载："大寒、大热、大风、大雾勿冒之，行房更忌。"又："不可忍小便交合。"

（七）睡眠的宜忌

人体经一天活动，入夜须注意调整。如气功、按摩、叩齿、咽唾、沐浴、漱口等皆可进行。《琐碎录》记载："夜卧濯足而卧，四肢无冷疾。"《诸病源候论》有云："井华水和粉洗足，不病恶疮。"睡前用温水洗脚有益健康。上床以后仍可做入静及按摩等。如《金丹秘诀》载："每日戌亥二时，阴旺阳衰之候，一手兜外肾（阴囊），一手摩脐下，左右换手，各擦八十一。每临卧时，一手握赤足，一手摩涌泉，多至千数，少亦百余，生精固阳，久而弥益。"《颐生微沦》载："卧时坐于床。垂足解衣，闭息，舌抵上腭，目视顶门，捉缩谷道，两手摩肾俞各一百二十，多多益善。"此外，须注意睡前不可忧虑、恼怒、思念，亦不可进食或说话。睡眠的姿势以右侧卧位最好，左侧卧及适当的仰卧位配合。我国古代有"卧如弓"的说法。气功家有句口头禅叫作"侧龙卧虎仰瘫尸"。《山居四要》载："睡宜举侧，足宜伸舒。"南宋蔡季通说："睡侧而卧，觉正而仲，早晚以时，先睡心，后睡目。"这些都是睡眠的秘诀。此外，睡眠时须注意不可当风，不可对灯，不可张口。不可掩面，不可对火炉，不可卧湿处。如《尚书》载"卧习闭口，气不失，邪不入"。又"夜卧勿覆首得长寿""凡人卧春夏向东，秋冬向西，头勿北卧"。按《琐碎录》的说法："夜卧或侧或仰，一足伸屈不并，则无梦泄之患。"

第五章 运动养生

　　人体是处于运动中的平衡有机体，体内气血的循环周流及脏腑间的物质交换是生命存在的基本标志和前提条件。运动可以促进血液循环和新陈代谢，增强免疫力和抵抗力，不仅有助于身体健康，而且对于生殖健康也有着重要作用。适量的运动可以提高身体代谢和氧气供应，使生殖系统得到良好的营养和充足氧气的供应，同时还可以预防和缓解许多疾病，如冠以病、高血压和糖尿病等，因此，正确和有效的运动方法是生殖保健的重要手段。本章将从运动锻炼的原则及机制、运动锻炼对生殖健康的影响、运动锻炼的方法及注意事项进行阐述。

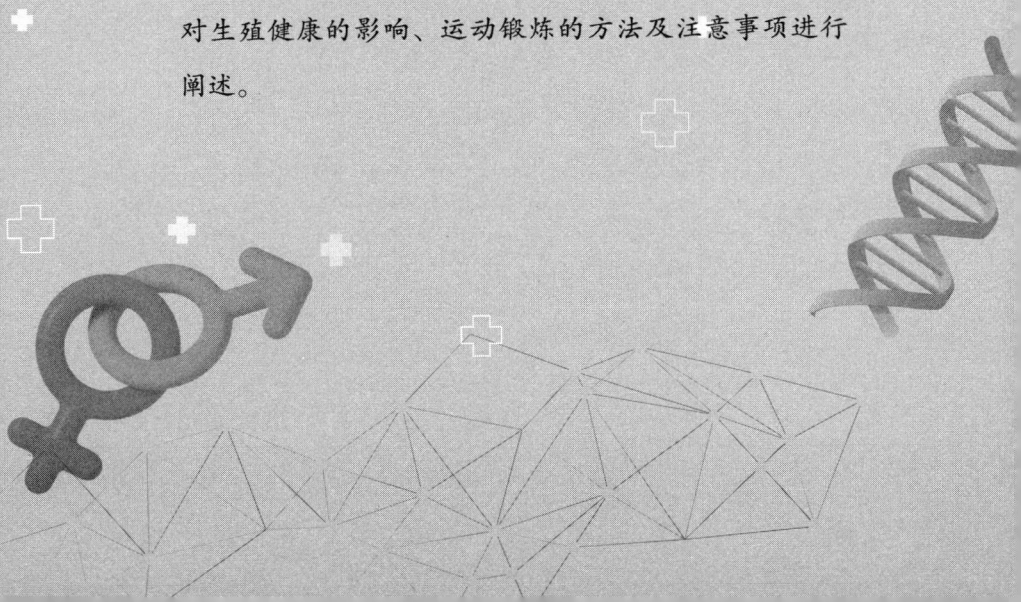

第一节　运动养生概述

一、运动养生的基本原则

（一）环境适宜，方法得当

首先要选择适宜的运动场所，如果在室内进行运动，要保持室内清洁卫生，安静整洁；如果在室外进行运动，则要选择光线较好、空气清新的地方。运动时，整个机体的代谢水平提高，呼吸加深加快，大脑处于高度集中状态。若周围环境嘈杂、空气污浊，将会使体内吸入烟尘，并影响大脑的入境和思想的集中，从而影响运动的质量。

运动时还需考虑个人的体质和健康状况，选择相适宜的锻炼方法。例如老年人或体质较差者，因为肌肉力量减弱，神经系统的反应比较慢，所以最好是选择动作缓慢柔和、肌肉协调放松、全身舒展得当的运动。而对年轻人或身体强壮的人来说，可以选择一些高强度的运动项目。妇女有经、带、胎、产的生理特点，在进行锻炼时，应根据不同时期选用不同的运动项目。如在月经期及妊娠期，应避免腰腹部活动为主的项目，而在产后则需适当增加腰腹部的运动，以利于子宫及腹壁肌肉的恢复。只要运动量适当，可以选择不同的运动项目，可综合应用或交叉进行。

（二）适度运动，循序渐进

运动养生讲究"度"，不能盲目冒进，无论何种运动，机体都需要一个适应过程。如果急于求成，不但无法达到养生保健的目的，反而会对身体产生一定损害。关于运动量的掌握，可以从脉搏、心率、自我感觉等方面来衡量。就脉搏而言，对体质较差或年纪较大者，应以不超过 120 次 / 分为宜，最好保持在 100 ～ 110 次 / 分钟。心率与脉搏基本相同，只有在心功能障碍时才出现差异。一般而言，体质较强者运动时的最高心率为（180 - 年龄）/ 分，体质较弱者运动时的最高心率为（170 - 年龄）/ 分。在自我感觉上，以运动后没有明显疲劳感，无失眠、食欲减退等症状为宜，运动后 5 ～ 10 分钟即可恢复正常，否则就需要调整运动量。

运动时宜由静到动，再由动到静，遵循运动量由小到大，节奏由慢到快，动作由简到繁、由易到难的原则，运动时间宁短勿长，运动强度宁小勿大。在锻炼开始时可先做一些伸臂、弯腰、踢腿、蹬足等预备热身活动，结束时再做一些搓手、摩面、拍打肢体等整理放松活动。

（三）张弛有度，劳逸结合

运动要张弛有度，并留有余兴。大脑的兴奋和抑制的部位在运动时会发生变换，采用劳逸结合的方式，可以让大脑的兴奋与抑制的部位更好地协调起来，发挥其最大效能。超量运动会导致大脑细胞被过度刺激，则会产生疲劳感，而如果脑细胞被过度抑制，则会降低其兴奋性，从而导致大脑反应失灵，都会影响运动养生的效果。所以在运动过程中，应保持一定的紧张度及自由度，只有这样才能提高运动锻炼的效率。

在锻炼时，首先要制订一个训练计划，明确运动的项目与时间，根据规定好的内容，放松身心，全力以赴地投入锻炼当中。在完成了规定的内容后，即使还有余兴未消，也要停下来，让兴奋的大脑神经细胞和疲劳的运动神经肌肉得到整复，否则可能会使兴奋的脑神经细胞被动地由兴奋转为抑制，使疲劳的运动神经兴奋的阈值升高，当下一次运动的兴奋来临时，反应力和兴奋性都会降低，从而对该运动产生乏味和易疲劳感，影响到计划的实施和锻炼的效果。运动养生贵在坚持，重在适度，要循序渐进，持之以恒，量力而行。运动养生不仅是身体的锻炼，也是意志和毅力的锻炼。

二、运动养生的机制

（一）运动对脏腑功能的调节

1. 运动对心主血脉、主神明功能的调节

心具有主管血液并推动血液在脉中循行的作用，同时心又能主宰人的精神、意识、思维，对其他脏腑组织起到协调平衡的作用。运动能增强心气推血运行的能力，让血液循环畅通，利于血液在周身的布达和循环，让各脏腑组织获得更多的血液充养。同时，运动又可使中枢神经系统的功能得到提高，使大脑皮质间兴奋与抑制过程更加协调，人头脑清醒，反应敏锐，并使人体各脏腑间功能活动更加协调有序。中枢神经系统的这一综合作用，既发挥了心（大脑）对其他各脏腑组织的调控作用，又主管人的精神、意识、思维活动（即现代脑功能的一部分，中医学将其归属于心）。

2. 运动对肺主气、司呼吸功能的调节

肺能主宰一身之气的生成及全身气机的运动变化，这主要是靠肺的司呼吸的功能实现的。肺作为气体交换的场所，通过呼出浊气（二氧化碳），吸进清气（氧气），完成体内外气体的交换，这一呼一吸的节律性活动，对全身气机的升降出入运动起着重要的调节作用。因此，肺的呼吸功能正常，

则人一身之气充盛，人体生命活动的功能就旺盛。适当的运动可以增加呼吸的深度，提高呼吸的频率，有利于吸入更多的清气，以充养人体各脏腑组织；同时由于呼吸频率的加快和呼吸幅度的加大，也会加强人之气机的升降出入，从而使各脏腑组织的功能活动相应旺盛。现代运动生理学已证实：运动可增强交感神经兴奋性，从而使支气管平滑肌松弛，呼吸道阻力减少，反射性地使呼吸加深加快；同时，运动又能增强呼吸肌活动，尤其是对呼吸运动起主要作用的吸气肌－膈肌的收缩力增强。膈肌收缩能显著扩大胸腔的容积，大幅增加肺通气量，提高气体交换的效率，并以此来适应运动对氧的需求，确保各组织器官的正常代谢及功能活动。适当的运动可加强呼吸运动，提高机体对氧的摄取能力，增强肺主气的功能。

3. 运动对肝主藏血、主筋功能的调节

肝具有储藏血液、调节血量的功能，血可以濡养筋膜（肌腱、韧带），筋膜多附着于关节周围，所以筋得血之濡养则关节活动自如持久，持久则可耐受疲劳。肝藏血功能正常则对筋膜的濡养良好，进而耐受疲劳的程度也增加。运动时，心气的推动作用将血运送到其他器官组织中，安静时血液即回归于肝。现代医学也证实，肝脏的血流量极为丰富，约占心排血量的四分之一。肝脏是储藏血液的主要部位，被称为血库。在运动时，周围组织需要大量的血液，肝血流量可降

低 80%，并将这些血液输送到周围组织中，起到补充及营养的作用。同时肝脏又能合成并贮存肝糖原，当运动导致能量不足时，便将其释放出去转化为能量，起到抗疲劳的作用。经常运动可使肝储藏血液和调节血量的功能得到增强，客观上能起到对肝脏自体按摩的效果，也有利于肝脏的自体代谢，使肝脏更好地发挥在物质（糖、脂肪、蛋白质）代谢及解毒等方面的功能效应。

4. 运动对肾藏精、主水、主骨、生髓功能的调节

肾能储藏人之先天之精（生殖之精）及后天之精（出生后饮食所化生之精气），主宰人之生长发育与生殖，并具有滋养骨骼、生养骨髓及脑髓的作用，同时又主宰人体之水液代谢。运动能补益人之肾精，肾精充足则使人生长、发育旺盛，骨骼强壮、耳聪目明，排泄功能良好，保证了人体代谢的平衡。

运动生理学已证明，运动对人的神经体液有一定的调节作用。运动时人体的内分泌素有所改变，除胰岛素外，其他如高血糖素、皮质醇、生长激素、肾上腺素、交感素等均有不同程度增加，这种变化则有利于人体进行物质和能量的代谢。如生长激素水平的提高，可促进人体的生长发育及代谢，当然对骨骼也起到了促生长及保护的作用。运动又能提高人体性激素的水平，使人的生殖功能旺盛。运动还可促使甲状腺激素增加，刺激甲状腺产生甲状腺激素，甲状腺激素对脑及长骨的生长及发育起到了重要作用。由此可见运动对肾精的补充及主骨生髓功能的调节，主要体现在运动后对人体内分泌激素的调节方面。运动对肾主水功能的调节，主要表现在运动后对泌尿系统的影响方面。虽然运动后肾血流量下降，但肾小球滤过率仅下降30%，因此滤过分数能够增高20%。这样既保证了体内有害物质的排除，又保持了水液代谢的平衡。

（二）运动对经络系统的疏通

经络是运行气血的通路，其内连脏腑、外络肢节，沟通人体的上下内外，故可保持并协调人体各部功能活动的相对平衡与稳定。经络畅通无阻则人体健康无病，经络阻滞造成气滞血瘀可引起疾病。运动能使人经络通畅，气血和顺，这是因为运动调动了人体经气的功能，推动了气血在经脉中的畅流，所以才使经络发挥正常的生理效应。运动生理学证实，运动能提高中枢神经系统的功能，使大脑皮质间的兴奋与抑制过程更加协调，这便使人体各部的功能活动保持协调与平衡，起到了沟通人体上下内外的作用。运动又能改变人体的内分泌，通过人的体液系统分布到各个器官组织当中，起到促进和调节其代谢功能的作用。无论是中枢神经系统的调节，还是体液系统的调节，都是属于整体水平的调节，它与经络系统的调节极其相似。另外，运动时肌肉收缩挤压静脉血管使血液向心流动，当肌肉舒张时静脉重新充盈，如此反复，产生"按摩"效应，可防止瘀血，自然就起到了疏通经络气血的作用。

（三）运动对气、血、精、津的充养

气、血、精、津是人体生命活动的基本物质。气是推动人体各脏腑功能活动的动力，也是温煦人体内脏及肌肤的一种气态物质。血、精、津能够对人体各脏腑及皮肤、肌肉、关节、孔窍等进行滋润和濡养。气血精津可以相互化生、相互为用。气血精津充盛，各脏腑组织得其所养，人之生命活动的功能就健旺，运动通过激发或增强各脏腑的功能，进一步化生气血精津，反过来又滋润和濡养各脏腑组织。

现代运动生理学证实，人体各器官组织的正常代谢需要氧的供给。运动对人体的血液系统有一定的调节作用，经常运动能提高人体红细胞的数量及血红蛋白的含量，而氧气的运输主要靠人体的红细胞来携带，红细胞数量增加，人体摄氧的能力也相应提高，从而保证了各器官组织功能活动的正常进行。适当运动使体温稍微升高，而血液加快，皮肤毛细血管舒张，致使出汗量增加，微微汗出即可对皮肤起到滋润和濡养的作用。由于运动使肌肉的血流量增加，肌纤维间的摩擦阻力减小，降低了肌肉间的黏滞性，有助于肌肉的收缩及关节的活动，这正可体现出运动使局部津、血得到补充而对肌肉及关节进行濡养的作用。同时运动又使人体大部分内分泌激素的水平得以提高，促进了人体物质及能量的代谢，在物质与能量的相互转化与相互为用方面，能充分体现出运动对人之气、血、精、津的补充。

（四）运动对四肢肌肉的调整

四肢肌肉的营养主要靠脾胃的消化和吸收功能。中医学认为，脾胃为气血生化之源。脾胃功能旺盛，人体之气血化生有源，则四肢肌肉得其所养，进而肌肉发达、四肢健壮。运动生理学已证实，运动可以促进胃肠道蠕动，加快消化液的分泌，有利于营养物质的消化与吸收；同时又使胆汁合成和排泄增加，有利于脂肪的代谢，使肌肉中的胆固醇降低。运动又刺激肌肉组织中结缔组织增多、肌纤维膜变厚、肌纤维增粗，而使肌肉长得坚实，提高了肌肉的工作效率。运动使血液重新分布，大部分集中在肌肉当中，经常运动又使局部肌肉的毛细血管网增多，肌肉中的氧及养料的供应增加，有利于肌肉组织的代谢而使四肢肌肉更加健壮。

（五）运动对人体官窍的滋养

人体的官窍指五官九窍，即眼、耳、鼻、舌、口、前阴、后阴，它们是人体与外界接触的主要器官及通道。中医学将其分属于不同的脏腑，目为肝窍，舌为心窍，口为脾窍，鼻为肺窍，耳及前后二阴为肾窍。而运动对人体五脏的功能均起到了促进和增强作用，使肝藏血、心主血、脾运化、肺主气、肾藏精的功能良好，则各官窍得其所养功能健旺，对外界各种生理刺激反应灵敏，运作正常。

第二节　运动对生殖健康的影响

一、运动与男性生殖健康

在当今社会，由于生活节奏的不断加快，对生存环境的要求越来越高，人们的工作、生活压力也越来越大，再加上环境的不断恶化、生活方式的不断变化，导致了与男性生殖相关的疾病呈逐年上升趋势。研究表明，近50年来，全球患病男性精子数量显著下降，不育症发生率也随之增加，男性生殖功能问题已经成为现代社会困扰男性健康的常见慢性病之一。通过体育锻炼等方法，对提高男性的生育能力具有积极的效果。

（一）运动与性功能

1. 提高男性性能力

肥胖与男性性欲和性功能关系非常密切，对睾丸、附睾和前列腺等男性生殖器官的发育、组织结构和功能均能造成较大影响。肥胖能影响男性的生殖内分泌，使得下丘脑分泌的促性腺激素释放激素减少，引起垂体分泌的促卵泡生成素、黄体生成素下降，导致睾丸功能下降，雄激素分泌减少。当身体过度肥胖时，体内大量的脂肪组织致使芳香化酶的活性增加，睾丸产生的雄激素被释放后，在脂肪组织内被芳香化酶迅速转化为雌二醇，导致体内雄激素的水平越来越低，而雌激素的含量越来越高，出现"阴柔有余而阳刚不足"的现象。男性体内雄激素的含量与性欲、性功能直接相关，雄激素水平的下降直接导致了肥胖者的性欲下降、性功能减退，此外，肥胖还能通过心理因素及体内激素代谢紊乱导致勃起障碍。儿童及青少年期肥胖的男性，会有生殖器官发育迟缓，严重肥胖导致内分泌功能紊乱，影响下丘脑－垂体－睾丸轴的调节功能等一系列问题，进一步导致成年期的生育力减弱。

长期中等负荷有氧运动能有效降低体脂，改善早期肥胖对雄性生殖器官和腺体的抑制作用，缓解肥胖对生殖功能的负面影响，改善生殖功能的各项指标。且适当的有氧运动能有效地提高性欲，并提升性生活的质量。运动可以帮助男性分泌雄性激素，缓解焦虑，并能够改善全身的血液循环，增加阴茎血液循环，从而增强勃起力度，延长性生活时间。

2. 提升睾丸功能

适度有氧运动对人的心脏、肌肉、肺活量等有很大的益处，可延缓衰老，降低患上心血管疾病的风险，并且还能增加男性的阴茎、睾丸等生殖器官的血液供应，加速局部的新陈代谢。有利于睾丸产生雄性激素及精子，降低睾丸感染炎症的可能，帮助睾丸更好地发挥其作用。不仅如此，还能改变生殖细胞的表观遗传修饰，从而有利于后代健康。

（二）运动与男性生殖能力

1. 运动对精子质量的影响

近年来，男性生育力在不断下降，男性不育困扰着越来越多的人，其中死精、少精、无精三大"精子问题"成为不育主因。而一项新的研究显示，与运动量小或运动量过大的男性相比，进行有规律适量运动的男性，其体内的精子较有"活力"。适度有氧运动可以帮助提升男性血液中睾酮浓度，增加精子数量、提高活动能力、减少精子畸形率，从而提升精子质量，有利于增加女性受孕的成功率。此外，过度肥胖男性的体内会呈现一种慢性炎症状态，导致睾丸中促炎细胞因子、炎症标志物等水平升高，直接损害睾丸生精上皮，并且对附睾功能产生不良影响，不仅影响精子的产生过程，还阻碍了精子成熟过程，导致顶体反应和受精能力下降。肥胖时机体的氧化应激水平增加，同时抗氧化能力下降，会导致精子 DNA 损伤、线粒体突变，精子质量明显下降。而适量有氧运动可以通过激活超氧化歧化酶降低氧化应激水平，预防脂质过氧化，从而保证精子细胞的完整性。

2. 运动对雄性激素的影响

运动既可以对男性生殖功能起到积极作用，也可以起到消极作用。不同的强度、不同的运动类型、不同的运动时间，都会对男性的雄性激素水平造成不同影响，进而对生殖系统的健康造成一定影响。高负荷的体育锻炼对男子体能有一定的改善作用，但对男性生殖功能的健康有一定的负面作用。长期高强度的运动会导致睾酮水平明显降低，使得男性的性欲低下，甚至还会发生阳痿的情况。此外，还会导致精液质量受损、精子的氧化应激和 DNA 的损伤，长此以往会对生育相关激素和精液质量产生明显负面影响。因此，男性运动要适当，在备孕期间的男性应避免进行长时间的大负荷运动，并加强运动监控。根据机体的不同情况，制订规范可行的运动方案。适量运动标准为有氧运动以后，没有明显的肌肉酸胀感，感到轻度劳累或不累，以及少量汗出。一般要求每周运动 3 ～ 5 次，每次时间不少于 1 小时，保持强度在最大心率的 70%～ 80%，这样才能促进性功能的改善。

二、运动与女性生殖健康

（一）运动与生殖内分泌稳态

1. 内分泌对女性的重要性

内分泌系统的功能状况在女性不同的生理阶段对女性容貌、体态、精神及健康状态具有决定性的作用。因此，维持内分泌稳态是所有女性维护身心健康的重要任务。孕激素和雌激素是女性内分泌中的两种重要激素。雌激素对女性生殖系统的发育、月经周期和骨骼健康等起着重要作用。孕激素的作用包括维持妊娠、促进乳腺发育、调节代谢和免疫系统等方面。二者正常地合成与分泌，有助于维系女性生殖健康、维持体内电解质平衡及延缓衰老。如果出现内分泌异常，不但会导致月经不调、生殖障碍，还会导致情志异常。

2. 合理运动维持内分泌稳态

女性合理适当运动可以改善内分泌失调。在运动的状态下，人体会出现肾上腺激素的应激状态，可以帮助人体提高免疫力和抵抗力，尤其在室外运动，可以提高人体维生素 D 的合成水平，使维生素 D 浓度增加，而维生素 D 本身对内分泌调节有帮助。运动有助于调节黄体生成素和雌激素的平衡，维持正常的月经周期。另外，适度的运动可以帮助控制体重，并维持健康的体脂比例。部分多囊卵巢综合征患者，就需要通过运动来降低脂肪含量及睾酮水平。有数据表明，经常参加体育运动的妇女患有乳腺癌及其他生殖系统肿瘤的比例要比一般的妇女低50%以上。同时，运动还可以刺激骨骼对雌激素的敏感性，提高骨密度。通过适度的运动可以改善血脂水平，从而调节雌激素的代谢。

（二）运动与助孕

1. 合理运动有效助孕

调查显示，我国平均每8对夫妻中就有1对面临生育困难。现代女性不孕，30%的原因是无法排卵。生命之门堵塞，造成不孕不育率迅速上升。造成女性不孕的原因有：不良的现代生活习惯、过度节食减肥、巨大的精神压力及长时间不运动等，这些都会引起女性排卵功能紊乱。而引起女性排卵障碍，无法正常排卵的是一种内分泌疾病，称为多囊卵巢综合征。这种疾病的主要特征是高雄性激素和无排卵现象，患者以22～31岁的女性为主，表现为内分泌失调，会出现月经紊乱、不孕、肥胖等，同时患高血压、糖尿病、心血管疾病、子宫内膜炎、乳腺癌的概率会比普通妇女高很多。多囊卵巢综合征在闭经患者中占三分之一，在月经稀少患者中占90%，在不孕症接受辅助生殖治疗患者中占50%。多囊卵巢综合征是妇科内分泌领域中最复杂的一种疾病，其治疗一直被视为世界难题。

在多囊卵巢综合征的治疗中，体育锻炼可作为主要的辅助治疗方式，运动干预能够更持久、更有效地减少胰岛素抵抗及恢复排卵。体育锻炼促进排卵恢复的机制始于胰岛素敏感性增强，从而有助于使类固醇水平恢复正常。有研究表明，增加性激素结合球蛋白、减少游离雄激素，可增加胰岛素敏感性，有利于促性腺激素释放激素周期的恢复，从而促使多囊卵巢综合征患者恢复自发排卵。此外，研究表明，每周运动 15 分钟以下或者 60 分钟以上的女性比每周运动 16 ～ 60 分钟的女性患不孕症的可能性更大。与不运动的女性相比，每周 1.5 小时或更长的有氧运动者行体外受精（in vitro fertilisation，IVF）助孕的活产率更高。在应用卵母细胞胞质内单精子注射技术（intracytoplasmic sperm injection，ICSI）前进行体育锻炼，可提高临床妊娠率及活产率。IVF 期间从事中强度运动的女性与低强度运动者相比，可获得更高的胚胎种植率及活产率。体育锻炼有助于改善月经周期、促进排卵恢复，增加受孕率和活产率，同时能与生育治疗形成协同作用。因此，体育锻炼可作为一种可行的不孕治疗补充疗法。

科学的运动能增强女性骨盆区域的肌肉力量，改善子宫血液循环，从而为生育健康提供支持。女性子宫位于骨盆正中，由骨盆底肌肉和筋膜及一系列韧带维持，在运动中能直接或间接锻炼骨盆肌和腹肌，使其变得强而有力，对维持子宫等生殖器的正常位置和经血排出具有重要作用。女性的腹肌、腰背肌肉和骨盆肌肉等通过锻炼，增强了力量和弹性，这为顺利分娩创造了条件，有助于增加分娩时的持久力，缩短分娩时间，使分娩更容易、更轻松，并减少出现产道撕裂和产后出血的概率。运动锻炼能够减少身体脂肪的堆积，有利于产后身形恢复。此外，运动锻炼对胎儿也有极大好处，运动可促进血液循环，提高血液中氧含量，有助于胎儿获得充足的氧气；可加速胎儿的新陈代谢，刺激胎儿大脑、感觉器官、循环和呼吸系统的发育，利于胎儿的成长。适度运动可以提高产妇的抗病能力，也有利于增强胎儿的免疫力。运动锻炼中，妊娠女性的身体内会释放大量的肾上腺素，让胎儿的情绪活跃，释放的内啡肽也使胎儿感觉良好，锻炼时的摇晃可对胎儿起到安抚和按摩作用。

2. 不合理运动损害生育力

尽管运动对女性激素平衡有很多好处，但是要注意适量运动，过度的运动也会引起女性内分泌失调，影响雌激素的分泌和排卵，从而导致月经紊乱或闭经。在运动的时候，人体会释放出一种叫作内啡肽的多肽物质，这种多肽物质能够给人带来持久的快感和镇静效果。但是，如果运动过度，人体就会产生过多的内啡肽，从而造成下丘脑功能紊乱，激素分泌出现异常，进而造成女性机体的垂体分泌功能失调，导致月经量减少、月经推迟，严重的还会出现闭经的情况。另外，通过运动来减轻体重，对人体是有好处的，但是要适度。如果体脂率过低，可能会导致闭经。脂肪能够将雄激素转化为雌激素，如果脂肪的比例太低，人体就会缺少产生雌激素的原料，导致雌激素的合成与分泌受到影响，进而影响月经的形成与周期。因此，过度运动、超强锻炼、体重减轻太快，都会损伤生殖功能，引发月经紊乱、闭经和不孕。短暂的卵巢及生殖功能的损害，可以通过减少运动及提高摄取量而得以复原。如果卵巢功能持续受损，则很难恢复，容易出现卵巢功能早衰，继发性闭经和更年期提前。所以女性想要怀孕，一定要注意不能过度运动。要想提高生育能力，除了要做好适当的运动锻炼，还需要做到饮食平衡，要有规律的作息，不要有太多的压力。

一般情况下，女性月经期间应避免高强度运动，体质较弱的女性更需注意运动强度。但是对于没有处在月经期间的女性可以加强平时的锻炼，一旦月经到来的时候，身体的不适感将会比以前有所减轻，甚至身体状况和平时无异。对于月经不适感表现得不严重的，可以稍微进行小强度运动锻炼，增强月经期的承受能力。长此以往，月经期的不适感将会逐渐减轻，最终有些人在经期能够像平常一样进行体育运动，不会影响身体健康。

第三节　运动养生的方法

运动养生的方法众多，根据个人体质和需求选择不同的运动方法。根据运动的不同方式划分为日常运动、传统运动养生功和生殖保健操。

一、日常运动

日常运动是指人们在日常生活当中自觉或不自觉很容易掌握的一些文体娱乐活动，包括散步、跑步、游泳、跳舞等运动方法，简单易行，有助于改善身体状况，帮助提高体质，保持身心健康，从而增加怀孕的概率。

（一）散步

散步宜选择空气清新、四周安静、道路平坦之处，四肢自然协调地摆动，保持心情愉悦。时间宜在清晨、饭后或临睡前，晨起环境较为宁静，且空气较为清新，饭后散步可健胃消食，以缓步行走为宜，但要注意饭后不宜马上散步，以饭后 10 ～ 20 分钟开始散步为佳。临睡前散步具有安神镇静的功效，仍以缓步行走为宜，以身体微感疲劳为佳。散步时着装宜宽松、舒适，身体自然放松，步伐稳定，步幅均匀，呼吸宜平稳和缓。

散步能够增加体力和耐力，从而改善性功能障碍。散步使盆底肌附近的肌肉收缩，增强生殖器官周围的肌肉力量，促进局部血液循环，增加血管的弹性，让体液代谢规律，身体内的激素分泌更加旺盛，从而提升个人的性功能。此外，还能够使触觉变得比较敏感，提高会阴肌张力和腹部、臀部肌肉的弹性，达到增进性兴趣的作用。

（二）跑步

跑步速度和距离因人而异，可快可慢、可长可短，姿势要上下肢配合，自然协调。方法主要是健身慢跑，也可根据自己的喜好和个人情况选择不同的方式，如慢速放松跑、反复跑、变速跑、原地跑等。在开始健身慢跑锻炼时，可以先以快速走步作为过渡，然后再进行跑步的锻炼，但开始跑步距离不宜太长，速度勿太快，根据体质情况量力而行。健身慢跑的速度一般以 100～160 米/分为宜，运动的时间也应由短到长，以不感过度劳累为宜。建议一周至少要进行 4 次运动，若间隔时间过长会丧失运动的原有效果。

跑步可以增强机体心肺功能，同时对男性的阴茎、睾丸及其他生殖器官的发育及功能都有一定促进作用。它能够促进人体的血液、淋巴循环，有助于阴茎海绵体充血，有利于阴茎勃起，跑步运动能锻炼骨盆肌肉和会阴附近的肌肉运动，从而有助于提高性功能。

（三）游泳

游泳之前，应该先进行足够的热身运动，让身体达到一定的温度，使肌肉在一定程度上保持紧张，以适应下水后的寒冷及各种活动。呼吸吐纳要有节律且要与动作相配合，同时应注意加大呼吸的深度。游泳的距离、速度和时间都要控制好，不要过度疲劳。在水中出现皮肤发红、有暖意时就要上岸，这个时候人体已经从刚入水时的产热阶段进入了散热阶段。上岸以后要注意保暖工作，用干毛巾擦拭，避免体能的持续消耗，同时进行一些陆上的轻缓活动，以增强产热。

游泳有很多类型，如仰泳、蛙泳、蝶泳、自由泳等。不同的游泳姿势涉及不同的肌肉活动，所以对人体产生的效果也会有差异，其中蛙泳和蝶泳比较适合女性。蛙泳和蝶泳主要利用大腿及骨盆腔的肌肉，通过长时间的练习，可以有效预防子宫脱垂、直肠下垂、膀胱下垂等疾病。孕妇可选用仰泳，可以有效缓解腰痛，减轻对关节的负担，还能消除瘀血、水肿和静脉曲张等问题。游泳可以加强孕妇的心肺功能，提高身体的柔韧性，增强体力，还能调节情绪，减轻妊娠反应，对胎儿神经系统发育也有很大帮助。对男性而言，游泳会使前列腺收缩，加快局部血液循环，促进前列腺液分泌，有效地预防炎症，改善前列腺炎引起的一系列不适，还能促进性激素分泌，从而提高男性性功能，帮助维持阴茎硬度。游泳还能提高身体素质，帮助放松心情，有助于改善心理因素造成的性功能问题。

（四）舞蹈

选择舞蹈种类时要因人而异，控制好运动量。如果是体质较弱者，可以选择动作缓慢、活动幅度小的歌舞等，随着体质的逐渐增强，可选择运动量大的舞蹈，以运动后稍觉疲劳，很快恢复轻松愉快为度。

足部能够反映出人体整体的功能状态，足底部位是内脏器官的反应区域，由于跳舞时双足不停地走动，能刺激这些区域，且足底为肾经所在部位，走动即可起到健足固肾的作用。此外，足部运动可以促进下肢血液通畅，增加包括骨盆部位及性器官在内的血流量，对生殖系统也是一个很好的调节。妊娠的早期也可以进行适度舞蹈运动，可以促进血液循环，美妙轻松的音乐可以使孕妇的神经、精神及内分泌系统趋于稳定，改善妊娠早期的身体不适，并可以促进胎儿的生长及发育，起到胎教的作用。

二、传统运动养生功

传统运动养生功，是以中医理论指导为基础，融合了释家、儒家、道家等多种元素，并结合了古代哲学、医学等方面的知识，从而形成的以导引、吐纳、武术、医术等为一体的养生方法。其通过活动筋骨，调节气息，静心宁神以疏通经络，畅达气血，调和脏腑，从而增强体质，对生殖健康也颇有益处。

从运动医学角度看，盆腔器官脱垂、尿失禁、性功能障碍等女性生殖系统问题是由于骨盆底肌群力量的衰弱造成的，而传统运动养生法特别强调丹田的运动，丹田所处的位置正是骨盆。传统运动养生功，如八段锦"摇头摆尾去心火式"，五禽戏中的虎戏、鹿戏、熊戏、猿戏，以及练功过程中提肛逆腹式呼吸法等，均可以锻炼骨盆的肌肉韧带，增强盆底肌群的力量，提高骨盆内的内脏器官功能，从而调节性腺的内分泌，强肾壮腰，能有效防治上述疾病。

传统运动养生功还可以改善并增强神经内分泌系统的调节功能，提高自主神经功能，促进女性的下丘脑 - 垂体 - 卵巢轴的神经内分泌功能的完善和协调，以进一步影响女性卵巢、子宫等内脏器官的功能，从而防治女性痛经、经前期综合征、围绝经期综合征等。

从心理学角度看，痛经、经前期综合征、围绝经期综合征、性功能障碍、尿失禁等生殖健康问题对女性的心理健康造成了严重影响。同时，这些疾病也可因神经类型不稳定或精神状态不健全而加剧。因此，提高女性心理健康水平是治疗这些疾病的主要措施之一。传统运动养生法对自主神经系统有良好的促进作用，可有效调节情绪状态，改善现代人的心理健康状态。有研究发现，通过3个月或6个月的健身气功锻炼，练功者在抑郁、焦虑、恐怖、敌对等情绪指标上均出现不同程度的改善，还可有效缓解更年期妇女常见临床症状，如潮热、出汗、失眠、焦躁、忧郁、头晕、疲倦、骨关节痛、头痛、心悸、性交痛、泌尿系统反复感染等，可以达到与激素替代疗法相当的效果，且可以避免激素疗法的不良反应。健身气功调心入静时，前脑额叶神经活动旺盛，可促使脑垂体分泌的 β - 内啡肽增加，从而使人产生愉悦感，有助于保持大脑功能的平衡稳定，使人容易达到轻松自然的状态，有利于缓解紧张心理，提高痛阈，减轻或消除痛经的症状。

三、生殖保健操

生殖保健操是针对某些生殖系统疾病的治疗和预防、产后女性的恢复而编制的徒手操，其中还包含一些传统的保健操及拳法。它可以促进和调节全身的功能状态，同时有利于卵巢、睾丸等生殖器官及生殖系统功能的提高及恢复。以下根据不同的功效列举几种保健操。

（一）子宫保健操

子宫保健操不仅能够保养子宫，同时还能纠正子宫移位及防治痛经等，对于保护子宫具有非常好的效果。运动方法见表1。

表 1　子宫保健操

基本动作	功效
并腿仰卧，双膝盖稍微屈起，做腹部的呼吸，最好采用腹式呼吸。每天需要坚持 2～3 次	收缩子宫，让子宫处于一种活动状态
直立，下蹲然后再立起，重复 20 次，建议每天分三个时间段来坚持运动。接下来是仰卧，两条腿左右轮流地提臀，屈膝 20 次，屈膝的时候膝盖需要尽量接触到下巴。每天需要坚持 2 次	增强人体腹肌的力量，纠正子宫异位，改善女性的盆腔血液循环，缓解慢性盆腔炎引起的骨盆疼痛
将双手掌心搓热贴于后腰部，上下按摩 50 次，至局部温热为止，随后掌心仍敷于腰部 3 分钟，动作次数由少到多，根据个人体力而定。每天做 3 次	活络经脉，温肾暖宫。有助于骨盆及子宫的保健

（二）卵巢保健操

卵巢保健操可以延缓卵巢衰老，使卵巢能够正常发挥其生殖和内分泌功能，正常分泌雌激素和孕激素。具体运动方法见表 2。

表 2　卵巢保健操

基本动作	功效
采取坐位，保持脊柱直立，身体放松，吸气，双手向上伸展，保持 5 秒；吐气，双手合十，放于胸前，调整呼吸	可增强心肺功能和大脑供氧，缓解月经不调引起的腰腹胀痛，同时使卵巢处于最佳的休息状态
采取坐位，保持脊柱直立，上身前倾，双手环抱小腿，前松后紧，保持 5 秒	可加强整个脊椎的血液循环，预防因肾气不足引起的各种妇科疾病，还能舒缓压力，促进卵巢激素的正常分泌
可取坐位或站位，保持脊柱直立，吐气时配合扭腰，以达到最大极限为宜，保持 5 秒。右侧动作结束后，再换成左侧	能促使卵巢中偶尔出现的滤泡囊肿组织消失，起到保养作用
采取坐位，保持脊柱直立，吸气，双手抱紧右腿，向右侧挤压右腹部，保持 10 秒，缓慢吐气。右侧动作完成后，再换成左侧	可加强腹部的血液循环，按摩腹部，有温补子宫、卵巢的作用

（三）助孕保健操

助孕保健操可以改善机体体质，益肾填精，增加受孕成功率，同时有助于增强心肺和盆底功能，降低孕期风险。具体运动方法见表 3。

表 3　助孕保健操

基本动作	功效
双肩按照前 – 上 – 后 – 下 – 前方向旋转。吸气时自下 – 前 – 上旋，注意肺中饱满感；呼气时，自上 – 后 – 下旋，注意感觉两肾部位的饱满感。放松状态下旋转 18 次	旋肩补肺养肾精
双掌心敷于腰部，手掌覆盖肾的体表投影，缓慢地沿着由上 – 下的方向旋转。摩擦生热，摩擦 36 次，使双肾区皮温略微升高，能感受肾脏温暖	摩腰生热养肾气
双手重叠敷于肚脐，上半身轻微前倾，然后自腰部开始，后背蛹动上到头即可，动作不可太剧烈，以免损伤头部。做 9 次	背部蛹动升阳气
双手中间三指，点按头穴生殖区，生殖区在头前部，从额角发际内侧 0.75 寸起向下引 2 ～ 3 厘米一直线。左右各 18 次	指点额角益天癸
双掌合十大拇指摩膻中穴 3 次后，叠掌敷于心窝部，沿着腹中线向下轻轻推到中极穴，双掌左右分开，分别在下腹部左右两侧旋转 3 圈。重复以上动作 9 次	合掌开心调冲任
双膝稍屈曲，胯部按照前 – 左 – 后 – 右的顺序转动。左转 36 圈，右转 36 圈。仔细体会下腹内部的温度变化。多囊卵巢、宫寒、下腹冷的患者，可专门练习这一节，每天练习 20 分钟。依次出现，下腹内温热，肠鸣音明显，鼻畅通，额头汗出	转腰旋胯温肾气

基本动作	功效
双足并拢，轻轻闭合双眼，双手重叠，将劳宫穴敷于下腹部。缓慢深呼吸，吸气时下腹部隆起，呼气时下腹部凹陷。缓慢呼吸9次	深吸暖宫畅胞脉

（四）产后保健操

产后保健操可促进产后女性子宫的收缩，帮助子宫复位，排出恶露，加快生殖系统的恢复；并能改善膀胱功能，降低尿潴留的发病率；有助于恢复腹壁及盆底肌肉张力；还可以改善盆腔脏器和全身的血液循环，从而降低静脉血栓及下肢静脉炎的发病率。具体运动方法见表4。

表4　产后保健操

基本动作	功效
深呼吸运动：采取仰卧位，伸展双腿，身体放松，缓慢地吸气，舒展胸腔，使腰部紧贴着床，再慢慢地呼气	可锻炼产后女性的膈肌、胸腹部肌肉，又可有效提高肺活量
举腿运动：采取仰卧位，将两臂伸直放于身体两侧，两腿轮流抬起和并举。注意下肢与脊柱保持直角	锻炼腰部、臀部、腿部肌肉，改善腹壁和盆底肌的肌肉张力，有助于身形的恢复

基本动作	功效
挺腹运动：采取仰卧位，双膝向下屈曲，双脚踩在床上，抬高臀部，腹部向上挺起，使身体重量由肩及双足支撑	锻炼腰部、腹部、腿部的肌肉，锻炼身体的平衡性，可预防和改善子宫脱垂
缩肛运动：采取仰卧位，将双膝分开，放松肛门，双膝用力向内合拢，同时收缩肛门，再将双膝分开	锻炼盆底肌肉，可预防产后漏尿及子宫脱垂
躯体扭转运动：采取仰卧位，身体放松，双腿屈曲，两侧膝盖并在一起，双手平放于身体两侧，将腰部以下左右扭转，将膝盖尽量靠近床面	锻炼全身肌肉，有助于身形恢复
膝胸卧位：双膝屈曲与床面垂直，胸部与床贴近，尽量抬高臀部，每次持续时间逐渐延长，从 2 ～ 3 分钟逐渐增至 15 分钟	产前可矫正胎儿体位，产后两周时开始做膝胸卧位，可预防和纠正子宫后倾

（五）前列腺保健操

前列腺保健操可以有效预防前列腺疾病，维护男性前列腺健康。具体运动方法见表 5。

表 5　前列腺保健操

基本动作	功效
可取坐位或立位，保持脊柱正直，顺时针按揉小腹 30 次，然后按压小腹，再由下往上推，重复该动作 30 次	温补肾阳，疏筋活络
用温热湿毛巾，在会阴部揉洗，揉三圈往上顶一下，每次按摩 1～2 分钟	温肾助阳，改善膀胱排尿功能
双手掌心摩擦后背的肾区，微微发热即可	促进局部气血运行，减轻前列腺充血症状
按摩脚后跟和脚底凹陷处，感觉发热即可	按摩肾经，温肾壮阳

第六章 经穴按摩

现代医学认为，生殖障碍的病理表现不外乎功能性、器质性两大方面。中医学认为，性功能是以气、血、精、津为物质基础，并由脏腑与经络之间相互联系而完成的复杂的生理过程。可以通过经穴按摩，达到培元气、补气血、通经络、调脏腑的作用，以改善生殖功能。

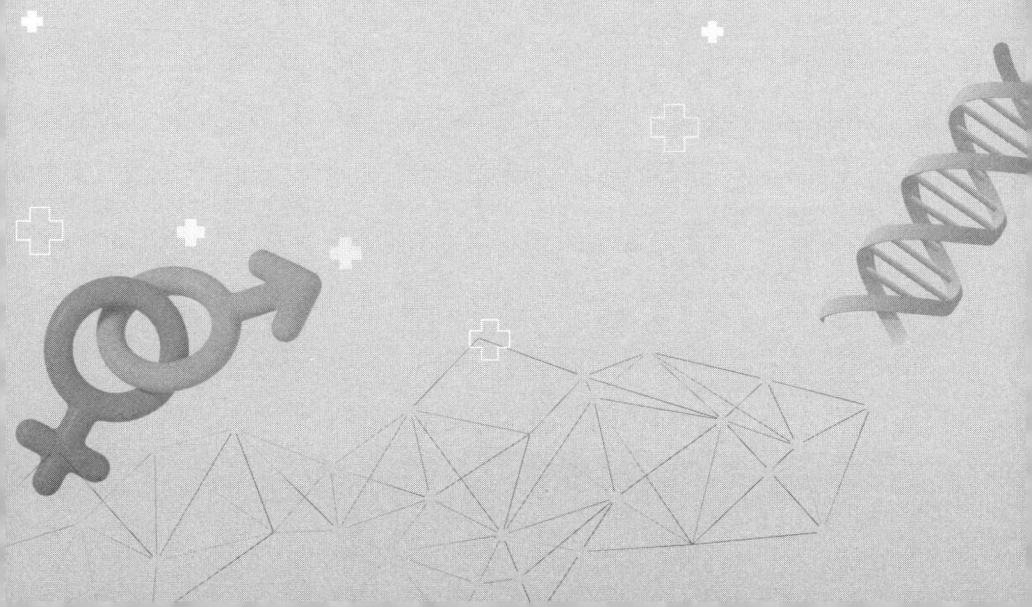

第一节　经穴按摩概述

经络腧穴按摩又称按摩，古代有按跷之称。经络腧穴按摩起源于远古时期人类的本能动作及生产劳动和生活实践。远古时期人类用摩擦生热来取暖，在受伤时会下意识地去抚摩、按压受伤部位以减轻疼痛，此皆为本能行为。经过人们不断实践和总结，历代医家逐渐认识到这些抚摩、按压等动作能够调节生殖健康，可起到一定的治疗作用。所以慢慢地由自发的本能行为发展到有意识的医疗行为，按摩手法也由简单手法发展为多种手法的联合运用。

一、传统医学对经络腧穴按摩作用的认识

（一）平衡阴阳

《素问·生气通天论》提出"阴平阳秘，精神乃治"，表明健康状态即人体的阴阳相对平衡。中医学认为，阴阳的相对平衡和阴阳消长遭到破坏是生殖系统疾病发生发展的根本原因。经络腧穴按摩通过辨别机体阴阳盛衰的变化来辨证分型，采取补其不足、泻其有余的治疗原则，采用不同的按

摩手法以达到补虚泻实、退热散寒、通滞散结等功效，从而调整人体阴阳，重新恢复到阴阳相对平衡的状态。即《素问·至真要大论》所言"谨察阴阳所在而调之，以平为期"，达到治疗疾病的目的。例如，对于阴寒虚冷的闭经，可采用较慢、柔和并且节律性的手法，在下腹部进行长时间的按摩，使患者在肌肤深层产生温热感，则有温阳益气的作用，以调节人体阴阳平衡。

阴阳是辨证的总纲，生殖系统疾病也是阴阳失调的结果，阴阳失调则气机升降出入异常、邪实正虚、气血不和等。因此，经络腧穴按摩通过升清降浊、清热散寒、解表攻里、补虚泻实等治疗方法来平衡阴阳，从而治疗生殖系统疾病。

（二）疏通经络

经络"内属于腑脏，外络于肢节"，是人体内经脉和络脉的总称，是人体全身气血运行的通道。它将生殖系统联络成一个有机的整体，以调节生殖功能，完成正常的生殖活动。因此，经络通畅与生殖系统功能正常密切相关。经气是生殖系统正常运行的动力，其盛衰直接反映了生殖功能的强弱。经络腧穴按摩是应用各种手法直接作用于穴位或经络，激发、推动、调节经气运行，起到疏通经络的作用，从而改善生殖系统功能的治疗方法。《素问·血气形志》中说"形数惊恐，经络不通，病生于不仁，治之以按摩醪药"，最早提出了经络腧穴按摩具有疏通经络的作用。

经络腧穴按摩治疗生殖系统疾病，是在经络腧穴的理论指导下，通过经络辨证，在人体体表"推穴道，走经络"，循经取穴，应用指压、按揉、推法等手法起到疏通、调节经络的治疗作用，恢复生殖健康。通过选取正确的经络（穴位），配合一定的作用时间及适度的刺激，对人体经络、腧穴产生一定程度的刺激量及热效应，加速经脉气血流动的同时，还有扩张机体生殖器官组织的脉络、推动气血运行的作用；并且经络腧穴按摩能够阻止并祛除寒邪、湿邪所致的凝滞、收引、黏滞之性所带来的危害，从而有力地保障了生殖系统经络气血通畅。如外邪侵入人体，阻滞经络，导致小腹及宫腔肌肉挛缩拘急而发生痛经，即经络"不通则痛"。通过经络腧穴按摩手法及其热效应祛邪外达，使经络疏通、疼痛消散，此属"通则不痛"。这说明经络腧穴按摩能疏通经络，进而调节生殖系统的功能。

（三）行气活血

生殖器是主持人体生殖活动的主要器官，依靠经络通调气血，荣养脏器。《素问·调经论》记载："气血不和，百病乃变化而生。""有诸内，必形诸外。"生殖器官气血失调后产生生殖系统病变，并通过经络传导反映在外，如出现下肢血络曲张、情志异常、腹胀、疼痛、不适等症状。若外邪入侵，即气血不和、经络不通，不通则病。若经络功能失常，经气及血液运行受阻，则影响人体正常生殖功能而引发生殖系统疾病。经络腧穴按摩能够调理脏腑、行气活血。一方面通过手法直接刺激生殖部位或其体表投影点、腧穴，从而激发人体经气或产生温热效应，来调整局部气血运行；另一方面通过调节经络系统的功能来调整肾、子宫、卵巢等脏腑功能，推动全身的气血运行。《素问·举痛论》就有按压背俞穴以活血通脉的记载。经络腧穴按摩亦有活血化瘀之效，经血遇寒邪留滞于胞内时，通过按揉的手法可使热感渗透、促进瘀血消散。辨证后选取相应的经络腧穴按摩手法及经络、腧穴进行治疗，生殖功能均可得到不同程度的调节改善。经络腧穴按摩既具有行气活血的作用，又对生殖系统的功能具有良好的双向调节作用。这不仅包括通过手法刺激生殖器及相关脏器的体表投射区，从而直接影响脏腑功能的直接作用，还包括通过经络与脏腑、生殖器官间的某种联系来实现的间接作用。

（四）理筋整复

中医学中的"筋"是与生殖器官相连的肌筋组织，类似于现代解剖学的中覆于生殖器官表面的软组织，如覆于子宫表面的阔韧带、宫颈横韧带、圆韧带、子宫肌层；覆盖于附睾的附睾上下韧带等。当覆于生殖器官表面的肌肉及韧带等软组织受到伤害性刺激后，在感受疼痛信号的同时，还能传达运动指令，并引起保护性的肌肉收缩及痉挛。生殖器官与其表面的肌肉、韧带紧密相连，筋伤后相联系的生殖器官必然会受到不同程度的影响，即生殖器官组织的解剖位置异常所带来的一系列病理变化，出现诸如韧带断裂、子宫脱垂等。经络腧穴按摩有明显的缓解筋肉急性疼痛的作用，一方面是直接缓解生殖系统肌肉痉挛，另一方面是通过直接按摩痛点来间接消除肌肉紧张，即理筋整复作用。通过适当的按、推、揉、擦等手法，可将部分断裂的肌肉及韧带组织抚顺理直；通过擦法、牵引、揉法、按法、摇法等手法可改变脱出物的位置关系。

二、现代研究对经络腧穴作用的认识

经络腧穴按摩治疗通过各种手法作用于人体的经络、腧穴及生殖器官或体表投影部位。经络腧穴按摩的效力通过什么途径作用到生殖系统之中？其原理如何？这是相当复杂的。半个多世纪以来，科研工作者从解剖、生理、病理各个角度，对经络腧穴按摩手法的作用原理进行了多学科、全方位的系统研究，并从能量传递和转化学说、闸门控制学说、系统内能学说、信息学说及生物全息学说等途径试以阐明，以期搭建和完善经络腧穴按摩理论体系的基础工作。

（一）镇痛作用

世界范围内最古老、最广泛地应用于缓解疼痛的方法，即经络腧穴按摩。研究者以 1965 年的闸门控制学说为研究基础进行了现代疼痛机制的研究。该镇痛学说认为，脊髓后角处存在调控疼痛的闸门控制系统，生殖系统疾病的疼痛刺激会沿着粗感觉神经纤维、细感觉神经纤维投射至神经胶质细胞（SG）及大脑高级中枢传递细胞。神经胶质细胞能够通过突触前抑制的形式反向对脊髓感觉神经元发挥抑制作用，SG 对传入纤维末梢的抑制效应则因粗纤维的活动而加强，并由于细纤维的活动而减弱。打开"闸门"的关键在于细神经纤维兴奋，它传递生殖系统疼痛信息；关闭"闸门"，其关键在于粗神经纤维兴奋，它能够阻止生殖系统疼痛信息通过。神经生理学的一般原则即粗纤维的活动能够抑制细纤维的活动，故经络腧穴按摩的镇痛机制在于经络腧穴的手法可能通过刺激外周粗神经纤维，并激发大量的非痛觉信号。这些信号传入脊髓后，通过"闸门控制机制"抑制细神经纤维传递的疼痛信号，从而阻断生殖系统疾病相关疼痛信号的传导，达到镇痛的效果。

该经络腧穴按摩镇痛机制已被基础实验和大量临床实践所证明。研究显示，以轻手法或重手法按揉内关穴 5 分钟，都能够明显提高动物的耐痛阈，其镇痛效应在手法作用后的即刻最为显著，其镇痛的后效应可持续数 10 分钟。研究还显示，若普鲁卡因于内关穴上方的前臂组织局部环形封闭，则不论经络腧穴按摩采用轻手法还是重手法，其产生的镇痛效应都能够完全被抵消。该实验提示手法的镇痛效应基于外周输入所致的痛抑制。进一步的实验研究表明，阿片受体拮抗剂——纳洛酮可将轻手法的镇痛效应翻转，而纳洛酮对重手法的镇痛效应无任何影响。该实验结果表明，轻重手法的镇痛机制上存在一定的差异。也有研究表明，经络腧穴手法镇痛的中枢机制除了内源性阿片肽途径，还存在单胺类作用途径。另有学者指出，经络腧穴按摩镇痛效应除了与神经递质相关，还与精神心理等因素相关。经络腧穴按摩手法能够在疼痛信号的所有传递环节上通过感觉及心理因素予以调控，其中以中枢调控效应最为显著。

（二）改善血液循环

经络腧穴按摩手法对生殖系统组织的血液循环方面具有不同程度的改善或者调节作用，其作用机制依赖于手法的能量传递及其所转化的热效应。临床研究显示，痛经患者在手法治疗后子宫的血流通过时间明显缩短，子宫血流图的波幅显示：血流量明显增多、血流速度较治疗前明显增快。采用多普勒超声检测子宫血流情况，在不同经络腧穴按摩手法治疗后，15 分钟时双侧动脉血流量有所不同。在手法操作改善局部血流方面，揉法的操作以每分钟约120次的频率、作用力为7kg的力度、操作持续时间5分钟疗效较好。亦有研究表明，在检测经络腧穴手法作用前后乳房血流图中发现，低波幅的患者在治疗后血流波幅显著增高，治疗后的患者乳房流入容积速度明显加快；中波幅的患者在手法治疗后各项指标变化并不明显；高波幅的患者治疗后波幅显著降低，患者乳房的流入容积速度明显减慢。这提示经络腧穴手法对乳房局部血流具有双向调节作用。

经络腧穴按摩手法治疗后，其改善微循环作用在局部和远端均有不同程度的好转，且治疗后效应可持续至数日。经络腧穴按摩手法在改善宏观和微观血流方面的作用是通过多途径、多环节实现的，而其中最重要的环节是血液流变学的变化。研究显示，经络腧穴按摩手法治疗后患者的血沉明显升高，血小板聚集率、血细胞比容及血浆黏度等指标呈现出不同程度的降低。脑梗死患者在经络腧穴按摩手法治疗后，其胆固醇及甘油三酯等指标显著降低。

（三）组织损伤修复

经络腧穴按摩手法对生殖组织损伤具有修复作用。研究表明经络腧穴按摩手法治疗能够有效降低血清细胞色素氧化酶，并且能够明显减轻血管扩张、瘀血堆积、水肿及血栓形成等病理性损害。另有学者通过观察经络腧穴按摩手法对家兔炎症反应的影响，发现经络腧穴按摩手法能够促进炎症渗出物的吸收、促进成纤维细胞向软组织细胞转化，并且有利于软骨组织的再生及修复。有实验研究显示，在手法治疗后，生殖相关神经纤维发育程度较均衡，且再次发生退变的纤维数量较少。这说明经络腧穴按摩不仅可以改善那些失去神经支配的生殖系统肌肉的结构及代谢，还对生殖系统组织损伤具有修复作用。

（四）内脏功能调节

经络腧穴按摩手法对生殖器官的功能有调节作用。对 85 例拟行辅助生殖的男性患者进行临床研究，通过观察经络腧穴按摩手法治疗后射精情况，发现治疗后手法组的阴茎血流、勃起、取精数量等方面明显高于模型组。一项研究以百会、神门、三阴交、子宫、足三里为主穴，采用握拳法垂直击打，每穴各 5 分钟，治疗后子宫大小恢复程度、恶露消失情况、月经恢复情况、排卵时间及月经量均较治疗前明显改善。以 206 例梗阻性无精子症患者为研究对象，对其进行前列腺按摩刺激，结果表明经络腧穴按摩手法对精液量、精浆果糖量、弹性硬蛋白酶量具有正向调节作用。

（五）调节内分泌和免疫系统

经络腧穴按摩能提高机体的免疫功能、抑制卵巢颗粒细胞自噬，还能够提高白细胞的吞噬能力、增强淋巴细胞转化率。临床上运用推鼻旁，按揉肾俞、大肠俞、上巨虚、足三里等穴位，摩腹等方法治疗妇科肿瘤化疗后便秘，疗效显著。

经络腧穴按摩对内分泌系统可以产生一定的影响，目前研究主要集中在甲状腺功能、性激素水平、胰岛功能等方面。研究者对子宫内膜异位症患者的脾俞穴、肾俞穴、子宫穴、足三里穴及背部足太阳膀胱经行按摩手法，能够显著调节叉状头转录因子（Foxp3）及核苷酸结合寡聚化结构域样受体蛋白（3NLRC3）水平，通过多种途径抗炎、调节自身免疫，显著改善子宫内膜异位症的临床症状。研究表明，按摩能够治疗甲状腺功能亢进症，改善合并自身免疫性甲状腺疾病的不孕症患者的激素水平，有助孕作用。经络腧穴按摩手法治疗后血清 C 反应蛋白（CRP）、血清炎症因子白细胞介素 –6（IL-6）的水平下降，患者体内脂肪含量显著减少，体内脂肪的分布情况较均匀，能够有效改善多囊卵巢综合征患者血清促卵泡生成素（FSH）、促黄体生成素（LH）、雌二醇（E_2）、睾酮（T）、空腹胰岛素（FINS）等水平，改善胰岛素抵抗指数（HOMA–IR）及空腹血糖（FPG）水平，减小大鼠卵泡体积、增加黄体数目、减轻泡膜细胞层增生现象。以上从整体水平、器官水平乃至细胞分子水平对经络腧穴按摩手法生物学效应进行研究，从不同层次、多角度揭示了按摩手法的内在作用机制，为今后的临床工作提供了一定的思路，为开展更全面、更高层次的理论探索奠定了基础。

第二节　按摩的方法

一、经络按摩方法

（一）经络概念与功效

1. 十二经脉

十二经脉是手三阴经、手三阳经、足三阴经、足三阳经的总称。十二经脉是经络系统的主体，故称为"十二正经"。

肝、脾、肾与生殖系统生理、病理密切相关，足三阴经与胞宫及阴部紧密相连。临床研究发现，足三阴经小腿段的腧穴广泛用于治疗妇科、男科疾病。妇科病证，不论实证还是虚证，均可在足三阴经小腿段的经络腧穴诊察中发现较多阳性反应点。妇科病证的病位在胞宫，胞宫的位置在小腹部，足三阴经循行过小腹，且通过交会穴与冲任二脉相通。冲脉为五脏六腑之海，任脉司一身之阴精、津液，因此对妇人的经、带、胎、产、乳起着至关重要的作用。妇科病证与冲任二脉及肝、脾、肾经关系密切。

从脏腑而论，肝主藏血、司血海，女子以血为本、以气为用，故有"女子以肝为先天"之说。脾为后天之本、气血生化之源，统摄气血运行，可固摄冲任，使血液循常道而行。肾为"先天之本"，主藏精和生殖，天癸的至与竭取决于肾精的盛与衰，故肾主宰女子的生殖功能；肾与命门关系密切，"命门者，精神之所舍，男子以藏精，女子以系胞"。脾主运化，负责精微输布和水液代谢；肾主水，肾气充沛，开阖有司，则津液可以濡养胞宫，注于阴道。如《傅青主女科·调经·经水先后无定期十七》记载"经水出诸肾"；肝主疏泄，肝肾相济，肝气条达可助肾气升腾以行津液。故脾、肝二脏与气血的关系最为密切，脾、肝、肾三脏皆与津液代谢相关，气血精微和津液充足才能助生殖系统发挥正常的生理功能。足太阴脾经属脾、络胃；"冲脉隶于阳明"，足阳明经为多气多血之经，脾经与之互为表里，从而充盛冲任，濡养生殖系统，故有"妇人经水和乳，俱由脾胃所生"之说。

足厥阴肝经"环阴器，抵小腹"，肝经与生殖器相连，在小腹部与任脉分别相交于曲骨、中极和关元，又与督脉交于百会，还与冲脉交于三阴交。《素问·奇病论》云："胞络者系于肾"，认为肾经有络脉直接与胞宫相通。足少阴肾经与冲脉出会阴至气街相并上行，在小腹部与任脉交会，又"贯脊属肾"与督脉相通，故而肝经、肾经都可通过冲、任、督三脉与生殖系统联络。

2. 十五络脉

十二经脉和任、督二脉各自别出一络，加上脾之大络，共计十五条络脉。它们的作用主要是沟通各组表里的经脉，加强十二经脉的气血的循环传注。还有从络脉分支的孙络与浮络，其浮现在皮肤表层能看到的称为浮络。临床实践中发现，生殖系统疾病患者往往在下腹部及髂前上棘、腹股沟处可见细小的浮络，刺络放血后患者症状可减轻。手太阴络穴列缺能够治疗前列腺炎、前列腺癌所致的小便不利。足厥阴络穴蠡沟能够治疗睾丸肿痛、疝气及阴挺。

3. 奇经八脉

奇经八脉是督脉、任脉、冲脉、带脉、阴维脉、阳维脉、阴跷脉、阳跷脉的总称。它们与十二正经不同，既不直属十二脏腑，又无表里配合关系，"别道奇行"，故称"奇经"。

奇经八脉在经脉循行上与生殖系统关系密切，督、任、冲脉皆起于胞中，同出会阴，称为"一源三歧"。督脉，行于腰背正中，上至头面。任脉，行于胸腹正中，上抵颏部。冲脉，与足少阴肾经相并上行，环绕口唇。带脉，起于季胁，环行腰间一周，腰腹部为胞宫及生殖系统的部位，带脉与此约束诸脉，故能固摄下元。阴维脉，起于小腿内侧，并足太阴、厥阴上行，至咽喉与任脉会合。阳维脉，起于足跗外侧，并足少阳经上行，至项后与督脉会合，配合督脉及肾经，能补肾阳，强腰膝。阴跷脉，起于足跟内侧，随足少阴等经上行，至目内眦与阳跷脉会合，能改善肢体筋脉拘急。阳跷脉，起于足跟外侧，伴足太阳等经上行，至目内眦与阴跷脉会合，沿足太阳经上额，于项后会合。

冲脉与妊娠胎产密切相关，可治疗妇科月经不调、痛经、胎衣不下、崩漏等疾病；带脉可治疗妇科疾病，如赤白带下、少腹疼痛；阴跷脉能够治疗疝气疼痛、小便不利，治疗生殖系统疾病；足少阳经能够治疗肌肉拘急，改善前列腺炎所致的下腹部及阴部疼痛。

4. 十二经别

十二经别是十二正经离合出入的别行部分，故称"经别"。经别通过"离、入、出、合"的循行分布，进一步沟通了表里两经，加强了经脉与脏腑的联系，有濡养脏腑的作用。足厥阴经别在背部从足厥阴经脉分出，上行至外阴，与足少阳经别并行。足少阳经别从足少阳经分出，绕髀部进入外阴中，与足厥阴经别会合。足厥阴经别、足少阳经别直接与外生殖器相联系，故能治疗生殖系统疾病。足少阴经别在循行上当十四椎处的肾俞别出，归属于带脉，通过带脉与生殖系统相联系，故足少阴经别也能够治疗生殖系统疾病。

5. 十二经筋

十二经筋是十二经脉之气濡养筋肉骨节的体系。其主要作用是约束骨骼，屈伸关节，维持人体正常的运动功能。十二经筋的分布特点：它们附属于十二经脉，行于体表，不入内脏。其循行走向，都是起始于四肢末端，结聚于关节骨骼部，而走向头身。足三阴经筋均结于阴器，都与阴部相连，故足三阴经筋经络按摩可治疗生殖系统疾病。足阳明之筋其病可引发髀前肿，疝腹急；足太阴之筋其病可导致阴股引髀而痛，阴器扭痛下引脐两胁痛；足厥阴之筋其病可致阴器不用，伤于内则不起，伤于寒阴缩入，伤于热则纵挺不收。

6. 十二皮部

十二皮部是十二经脉功能活动反映于体表的部位，也是络脉之气散布之所在。如《素问·皮部论》说："凡十二经脉者，皮之部也。"由于皮部居于人体的最外层，是机体的卫外屏障。当机体卫外功能失常时，病邪可通过皮部深入络脉、经脉以至脏腑。反之，当机体内脏有病时，亦可通过经脉、络脉而反映于皮部。由此可见，皮部与内脏也是密切相关的。故擦法等作用于皮部的经络腧穴按摩方法，能够治疗生殖系统疾病。临床上妇科及男科疾病常在小腿内侧即足三阴经循行部位及下腹部、大腿内侧、阴部附近寻找皮下血络，皮部刺络放血对生殖疾病具有改善作用。

（二）经络按摩手法

1. 擦法

【概念】医者用手指或手掌贴附于治疗部位，做快速的直线往返运动，使之摩擦生热的手法，称为擦法。可分为指擦法、掌擦法和大小鱼际擦法。

【动作要领】根据治疗需要，受术者可选坐位或卧位，术者选站位，手指或手掌平伏于选取的治疗部位上，沉肩、垂肘，身体放松，自然呼吸。操作时来回移动路线尽可能长，速度稍快。

【操作方法】

（1）指擦法术者指掌部伸直，腕关节平伸，以手指指面贴附于治疗部位。以肘关节为支点，前臂发力，通过腕、掌部使指面进行均匀前后往返移动。

（2）掌擦法和大、小鱼际擦法术者以手掌面或大、小鱼际贴附于施术部位，腕关节伸直，以肩关节为支点，上臂主动运动，通过肘关节、前臂和腕关节使手掌面或大、小鱼际做往返方向的连续移动。

（3）向下取自然压力，操作频率一般为 100～180 次 / 分。

【注意事项】

（1）施术部位紧贴体表，做连续而均匀直线往返运动，往返距离宜长（指擦法除外）。

（2）操作以温热或透热为度，操作时患者感觉到所擦之处产生的热已进入体内或深层组织，并与其体内之热产生呼应，可称为"温热或透热"。

（3）为保护皮肤和透热效果，需使用冬青膏、麻油等介质进行操作。

（4）呼吸自然，不可屏气。

【临床应用】擦法具有温经散寒、行气活血、通络止痛、温补脏腑等作用，常用于治疗寒凝经脉、内脏虚损和气血功能失常等病证，如宫寒所致的小腹冷痛和月经不调等。

（1）按摩督脉及膀胱经下腰部。用中等力度以推擦法按摩督脉及膀胱经下腰部，促使局部发热，向小腹放散。每日1～2次，每次15分钟，连续1～2个月，治疗痛经。

（2）任脉擦法治疗盆腔炎及附件炎。在前正中线上，取患者仰卧位，使用手掌沿任脉小鱼际行擦法5分钟，采用一指禅推擦关元、神阙、足三里等穴，每穴约2分钟。1次/天，10天为1个疗程，连续3个疗程。

（3）一指禅推擦关元、足三里治疗盆腔炎及附件炎。先取按内关穴，再取足三里穴，从轻到重，以局部酸、麻、重、胀等得气感为度。每穴各2～3分钟，每4～6小时一次。

2. 拍法

【概念】术者用虚掌拍打受术者体表，施术时受术者有较强的振动感。

【动作要领】根据治疗需要，受术者取坐位或卧位，术者取站位，五指自然并拢，掌指关节微屈呈虚掌，沉肩、垂肘、腕关节放松。

【操作方法】以肘关节为支点，前臂发力，掌虚指实，带动虚掌拍打受术者体表，腕关节可随势微屈伸。本法可单手操作，也可双手同时或交替操作。单手拍法力量集中且强，适合于沿脊柱正中自上而下操作。双手拍法范围较大、力量较弱，适合于沿脊柱两侧操作。

拍打疗法是临床上一种以拍法为主要治疗手法的经络腧穴按摩流派，拍击时力量较重，以皮肤充血为度。

【注意事项】

（1）拍打部位应准确，动作轻巧、平稳、有弹性，刚柔结合，以免产生疼痛，刺激量根据受术者的体质及病情确定。

（2）拍打有节律，可以一虚一实或一实两虚。

（3）拍打有序，一般从上往下、从内往外沿一定线路移动。

（4）主要以前臂发力，避免腕关节过度屈伸发力。

（5）在背部施用拍法时应嘱受术者取坐位，术者单手施术。在腰骶部操作时，受术者取俯卧位，术者宜双手交替施术。以放松为目的的拍法操作时应在施术部位广泛操作。

【临床应用】拍法具有激荡脏腑、行气活血、通络止痛的作用，多用于背、腰骶及四肢部，常在擦法、拿法、推法等手法后使用。作用于背部可祛痰止咳；作用于腰骶部时可治疗部分腰痛、痛经等；作用于四肢可消除肌肉疲劳，除放松作用外，还可用于治疗局部感觉减退。

（1）拍八髎穴治疗痛经，以出痧为度。

（2）拍涌泉穴治疗遗精。拍涌泉穴3分钟，每日或隔日按摩1次，至愈为度。

3.击法

【概念】施术者用掌根、掌侧小鱼际、指尖、拳等击打受术者体表，施术时受术者有振动和舒适感。

【动作要领】根据治疗需要，受术者取坐位或卧位，术者自然站位，也可根据需要取弓箭步或马步，沉肩、垂肘，放松上臂、前臂及腕关节。

【操作方法】

（1）掌根击法　腕关节略背屈，以掌根着力，通过肘关节的屈伸使掌根有弹性、有节律地击打受术者体表。

（2）侧击法　又称小鱼际击法。操作者腕关节略背屈、桡偏，前臂发力，以手的尺侧（包括第5指和小鱼际）着力，有弹性、有节律地击打受术者体表。

（3）指尖击法　操作者五指屈曲，前臂发力，以指尖着力，有弹性、有节律地击打治疗部位。

（4）拳击法　操作者握空拳，前臂发力，以拳背、拳底、拳心着力，有弹性、有节律地击打治疗部位。

【注意事项】

（1）击打方向要与受术者体表垂直，用力要稳，不可有抽或甩的动作。

（2）击打力量应由轻及重，因人、因部位选择击法的种类。拳背击法刚劲有力，刺激量根据受术者的体质及病情确定。

（3）击打有序，频率可由快而慢或快慢交替，但要有节奏，变化要均匀。

（4）击打部位应准确，注意避开骨性突起部位。在肾区击打时速度要慢，力量要轻。

（5）棒击法选用有弹性的桑枝棒为宜，操作时用棒体平击体表施术部位，拍打棒的着力面要大，一般一个部位击打3～5下即可。

【临床应用】击法具有舒筋通络、活血祛瘀、行气止痛、振奋脏腑等作用。临床上配合其他手法使用时，多在治疗结束时应用。

（1）掌根击法主要用于腰骶部及下肢肌肉丰厚处，临床上配合其他手法治疗各种痹证、痿证、痛证。

（2）侧击法主要用于颈肩部、四肢部，同样具有通经活络、活血止痛的作用。①击肾俞、秩边、承山各3～5分钟，由轻到重，击腰骶部，以患者轻松舒适为度治疗产后腰腿痛。②击冲门、环跳、腰阳关、委中等穴各3～5分钟治疗产后腰腿痛。

4. 滚法

【概念】以手背第5掌指关节及小鱼际着力，通过前臂的摆动、旋转和腕关节的屈伸运动，使着力部在治疗部位上持续不断地来回滚动，称为滚法。滚法刺激平和，安全舒适，患者易于接受。

本法操作难度较大，技术要求较高，要熟练掌握滚法的操作要领并能应用于临床实践，需进行较长时间的刻苦训练。滚法为滚法经络腧穴按摩流派的代表手法。

【动作要领】术者站立位，手半握拳，以第5掌指关节背侧为主置于受术部位，沉肩，垂肘，悬腕。

【操作方法】以肘关节为支点，前臂发力做主动摆动，带动腕关节屈伸和前臂旋转，使手背向前滚动按压于受术部位，手背部尺侧约 1/2 面积依次接触治疗部位，并做节律性来回滚动。半握拳，手指随前臂向前摆动而微微张开，随前臂摆回而呈半握拳。操作时要求连续不断地均匀滚动，使产生的力持续作用在治疗部位上，手法频率一般为 120 ～ 160 次 / 分。根据术者着力部位的不同，㨰法分为掌指关节㨰、指骨间关节㨰、小鱼际㨰和前臂㨰法，临床上可以根据受术部位不同而灵活选用。

【注意事项】

（1）吸定于受术者施术部位体表，不可拖动、跳动或击打。

（2）向前滚动与向后收回的用力大小比例约为 3：1。

（3）摆动的频率、压力要均匀有节律，前臂、腕关节、手背要协调一致。

【临床应用】

（1）㨰法具有舒筋活血、促进血液循环和消除疲劳等作用，在临床上适用于肩背部、腰臀部和四肢等肌肉较为丰满处，可用于治疗扭伤、劳损及肢体麻木不仁等。

（2）㨰胞肓穴、八髎穴治疗前列腺炎。患者取俯卧位，从左侧胞肓穴始，顺时针经八髎穴至右侧胞肓穴，用㨰法反复 10 次，以患者轻度压迫感及舒适为度。

5. 拿法

【概念】用拇指与其余四指对称性用力，相对挤压并提起治疗部位。本法刺激量大小适中，是临床治疗的主要手法之一，多用于颈项、肩部和四肢等部位。拿法多与揉法、捏法结合使用，组成拿揉、拿捏的复合手法。

【动作要领】同"捏法"。

【操作方法】术者单手或双手拇指与其他手指呈钳形相对挤压用力，持续捏、提治疗部位，即捏、提、松交替有节律地操作。

五指同用为五指拿法。若治疗部位较小，可改为拇指与示、中二指相对用力，称为三指拿法。动作要领不变，施术时可沿经脉或肌筋走行方向边拿边移动。

【注意事项】

（1）与拇指相对用力的手指应微屈，使两侧着力点一致。施力时以拇指与其他手指螺纹面着力，忌用指端。

（2）以掌指关节运动为主捏拿肌腹，指骨间关节不动或微动，不应有抠或掐的动作。

（3）捏拿的方向要与肌腹垂直，用力由轻而重再由重而轻，不可突然用力或使用暴力。

（4）动作缓和、均匀而有连贯性，若边拿边移动，注意移动的速度不宜过快。

（5）捏法与拿法的区别是，夹而不提谓之捏，夹而上提谓之拿。

【临床应用】

（1）拿法力量可刚可柔，用力的大小根据辨证施治的原则，因人、因病而定，并随时观察受术者对手法的反应，以防意外。

（2）拿冲脉治疗闭经。双手拿冲脉 10 次左右，手法缓和。

（3）拿合谷穴、太冲穴治疗围绝经期综合征。拿合谷穴、太冲穴各 2 分钟，每日 1 次，至愈为度。

二、腧穴按摩法

（一）腧穴的功效

1. 十四经穴

十四经穴指归属于十二经脉及督、任二脉的腧穴，简称"经穴"。经穴的主治特点：能主治所属经脉及其相应脏腑的病证，是腧穴的主体部分。经穴的发现从少到多，从散在到系统，经历了漫长的过程，沿用至今的经穴有 361 个。十四经穴配伍可治疗生殖系统疾病。如三阴交为妇科之圣穴，是肝、脾、肾三经的交会穴，肝主疏泄而藏血，脾主运化而统血，肾主水而藏精，故三阴交可治疗与精血及生殖方面有关的病症。

合谷、太冲穴配伍能够治疗妇科痛经、慢性盆腔炎、人流术后腹痛、月经不调、产后尿潴留、产后缺乳等。针灸选穴以"膀胱俞－外关－三阴交"联合中极穴，能够治疗前列腺炎存在一系列储尿期和排尿期的尿频、尿急、夜尿增多、排尿延迟、尿线变细、尿后淋沥不尽等排尿症状；针灸"四神聪－内关－三阴交"配合局部阿是穴，能够缓解前列腺炎所致的少腹、会阴、肛周、腰骶等部位疼痛症状。针灸百会、心俞、肾俞、配伍关元，能改善前列腺炎所致的阳痿、早泄、遗精等一系列性功能障碍。

2. 经外奇穴

奇者，异也。奇经八脉，是指十二经脉之外的八条经脉，包括任脉、督脉、冲脉、带脉、阴跷脉、阳跷脉、阴维脉、阳维脉。它们与十二正经不同，既不直接与脏腑联系，又无表里配合关系，除任脉、督脉外其余六脉均无自己所属的腧穴，因而称为奇经八脉。奇经八脉有溢蓄、调节十二经气血盛衰的功能。

奇经八脉还有参与女性特殊生理活动的作用。女性的特殊生理，包括经、带、胎、产等，奇经八脉中的督、任、冲、带四脉参与了这些特殊生理活动。如督脉起于胞中，上行入脑，在下连属于肾，故其参与了肾的生殖功能；任脉亦起于胞中，"任主胞胎"，与人体生长发育，以及女子经、胎、产的关系密切，故任脉通则月事以时下，其穴位主治泌尿生殖系统方面的疾病为主，关元为任脉穴位，是治疗生殖系统疾病的重要腧穴；冲脉起于胞中，为血海，与月经和生殖功能有关；带脉能约束纵行诸经，故可固护胎儿和主司带下。任主胞胎，与女子经、带、胎、产有密切关系。

任脉经穴中极、关元、气海，经外奇穴子宫穴能治疗子宫下垂、月经不调、痛经、功能性子宫出血、子宫内膜炎、不孕症、阴挺、崩漏等各种妇科疾病。女福穴位于外踝尖前下方，趾长伸肌腱外侧的凹陷处。针灸女福穴不仅能改善女性因情志因素引起的闭经、痛经、月经不调、带下等症状，还能治疗男性泌尿生殖系统疾病，如前列腺增生、前列腺炎、遗精、阳痿、早泄等。断红穴，位于手背部，当第2、第3掌骨之间，指端下1寸，握拳取之。针灸断红穴能够治疗女性月经过多、崩漏，具有较强的止血作用。针刺时，针尖沿掌骨水平方向刺入1.5～2寸，使针感上行至肩，留针30分钟。

人阳穴取穴：掌心向上，示指第二节中央外侧5分处。天阳穴定位：掌心向上，当人阳穴上2～5分是穴。地阳穴取穴：掌心向上，当人阳穴下2～5分是穴。内阴穴定位：掌面示指第三节中央偏外侧4分下2.5分处，即第三节横纹上2.5分外4分处。针刺内阴穴能够治疗睾丸炎、睾丸肿瘤、阴茎痛、疝气痛。沈阴穴取穴：掌面示指第一节中央外侧5分上2分处，即小间穴外2分处。针刺以上腧穴，能够改善睾丸癌、睾丸肿瘤所致的睾丸疼痛，以及疝气痛、前列腺肿大、阴茎痛、外阴肿痛。

3.耳穴

耳穴能够传递和反映人体各部位的生理、病理信息，所以通过刺激耳穴能够产生刺激信号传递到相应脏腑或部位，以推动、驱散病灶中瘀滞之气血，扶正祛邪，调整脏腑，使人体的阴阳恢复平衡，促进各项生理功能恢复到平衡状态，以达到预防和治疗疾病的目的。耳穴疗法的作用原理是通过刺激耳穴，传递刺激信息所产生的双向调节效应。其作用于耳穴，与人体各脏腑、各部位、各系统的多层次、多途径的联系是分不开的。

治疗气滞血瘀型慢性前列腺炎患者，结合耳穴的具体作用，选取前列腺、内分泌、尿道、肾、膀胱、神门六个穴位进行贴压。选取耳部子宫区、内分泌、皮质下、卵巢、肝、肾、三焦、胃、脾区能够治疗痛经。取神门、肾区、肝区、脾区、心区、内分泌区、脑区耳穴压豆能够改善围绝经期综合征。耳穴压豆内生殖器区、神门、内分泌区能够改善人工流产术后下腹胀痛、腰酸等症状。耳穴压豆取脾胃区、肝区可以改善妊娠早期出现的恶心呕吐、头晕等不适。前列腺区、膀胱区耳穴压豆能够治疗前列腺炎所致的小便不利、癃闭。前列腺区位于中窝上线向内最顶端；前列腺又称艇角，女性妇科病也与之相关。膀胱区位于前列腺向外4个点。内生殖器、外生殖器、皮质下、肝、肾区耳穴压豆能够治疗阳痿。内生殖器区在三角窝中三分之一处。外生殖器区在对耳轮下脚前方的耳轮处，即耳轮4区。皮质下区位于对耳屏内侧面，即对耳轮4区。肝区位于耳甲艇的后下部，即二甲12区。肾区位于对耳轮下脚下方后部，即二甲10区。

（二）腧穴按摩手法

1. 按法

【概念】按法是以手掌、手指或肘部着力于穴位或部位，逐渐缓慢用力垂直于皮肤向下按压，并按而留之的一种手法。根据着力部位的不同分为以下 3 种：掌按法、指按法和肘按法。

【动作要领】受术者体位为坐位或卧位（根据治疗需要进行选择）。术者选站位，身体稍前倾，沉肩。肘关节弯曲角度：掌按时，肘关节伸直；指按、肘按时肘关节屈曲成 60° ～ 90°。

（1）掌按法　操作者肘关节伸直，腕关节背屈，以掌根着力于施术部位，有单掌、双掌或双掌重叠按压受术者体表治疗部位几种姿势。

（2）指按法　术者肘关节、腕关节微屈，拇指伸直，螺纹面着力于穴位，其余四指置于一旁以助定位。有单手拇指、两手拇指重叠按压施术部位两种姿势。

（3）肘按法　术者肘关节屈曲 60° ～ 90°，以肘尖尺骨鹰嘴突起处着力于受术者体表肌肉丰满的部位或穴位。

【操作方法】上肢协同身体同时发力，力量经指、掌、肘垂直按压受术者体表部位或穴位，由轻到重逐渐用力，达到需要的治疗力量，受术者产生得气感后，需"按而留之"稍停留片刻，即平稳保持此力量 3 ～ 10 秒，再由重到轻解除压力，如此有节律地重复操作形成按法。

【注意事项】

（1）操作时着力部位紧贴体表，不可移动。

（2）不可用暴力猛然按压，力的方向应与治疗部位表面垂直。

（3）若需要的力量较大，可用叠掌或叠指法，并配合身体前倾，利用术者的体重增加刺激力度。

（4）操作中应根据施术部位的面积大小和肌肉丰厚程度选择着力部位，根据受术者的体质及病情决定施力大小和操作时间。

【临床应用】 按法具有活血止痛、开通闭塞等作用，男科、妇科病证均可使用，按压不同穴位、部位时可发挥不同的作用。指按法作用面积小，适用于全身各处穴位。掌按法作用面积大适用于较为平坦的部位，如腰背部、腹部。

（1）治疗前列腺按法。患者取胸膝位，操作医师戴无菌手套，示指涂适量润滑油，轻轻插入肛门，当手指触摸到前列腺后用示指的最末指节对着前列腺的直肠面，从腺体两侧向中线按照从外向上、向内、向下的顺序各使用指按法，按压3～4次，再从中央沟自上而下向尿道外口挤压出前列腺液，嘱患者结束后及时排尿，每周2次，连续2周，可治疗前列腺炎。

（2）治疗月经不调，点按命门、八髎、血海、阴陵泉、三阴交、足三里、太溪、太冲等穴各2分钟，以有酸胀感为度。

（3）治疗不孕症，点按耳穴，取内生殖器、腹、肾、内分泌、肝穴。每次两侧耳穴同时刺激，按压中刺激，并嘱患者每日自行按压穴位不少于 10 次。

（4）治疗盆腔炎，点按耳穴，取盆腔、神门、腹、肝、内分泌、内生殖器、肾上腺、胃、皮质下、缘中、外生殖器。耳郭常规消毒后，按操作常规，首先重点依次点按上述所选穴位，一压一松，每穴点按 100 下，再行全耳按摩法（重点按摩三角窝）和双凤展翅法。每日 1 次，10 次为 1 个疗程。及时治疗病因；注意局部清洁，防止逆行感染；注意经期卫生。

2. 摩法

【**概念**】以手掌面或示、中、环三指螺纹面附着于一定部位或穴位上，以腕关节连同前臂做顺时针或逆时针方向环形移动摩擦，称摩法。可分为指摩法和掌摩法。

【**动作要领**】操作时，手法要轻柔，速度均匀协调，压力大小适当，频率 120 ～ 160 次 / 分。

【**注意事项**】操作时应使用介质，防止产生摩擦感。

【**临床应用**】摩法具有理气活血、温中止痛等作用，可用于腰背部、胸腹部的面状穴和点状穴。在某些穴位上摩法的方向与补泻有关，使用时应根据不同穴位而定。

指摩中脘、气海、关元、中极等穴各 2 分钟，配合顺时针摩腹 6 ～ 8 分钟，可治疗月经不调。

3. 掐法

【概念】用指甲重刺穴位，称掐法，又称切法、爪法、指针法。

【动作要领】掐时要逐渐用力，深透为止。

【操作方法】拇指微屈，以拇指指甲着力于体表穴位进行掐压。

【注意事项】掐法是强刺激手法之一，不宜反复长时间应用，注意不要掐破皮肤。掐后轻揉局部，以缓解不适之感。

【临床应用】掐法具有定惊醒神、通关开窍的作用，适用于头面部、手足部的点状穴位。

用拇指指甲点按双侧少泽穴，约1分钟，每日1次，治疗产后缺乳，以病愈为度。

4. 揉法

【概念】操作者以手指、掌或肢体其他部位为吸定点，带动治疗部位皮肤及皮下组织做轻柔和缓的环旋转动的手法，称为揉法。根据操作部位的不同，可分为指揉法、掌根揉法、掌揉法、大鱼际揉法、肘揉法、前臂揉法等。揉法是经络腧穴按摩治疗的常用基本手法之一。

【动作要领】术者站立或坐位，以指、掌等部位吸定在受术者体表部位，沉肩、垂肘、腕关节放松，向下取自然压力。

【操作方法】术者以肘关节为支点，前臂做主动环旋运动，指、掌等部位带动治疗部位皮下组织进行环旋转动，大鱼际揉时可以做摆动运动，手法频率一般为120～160次/分。

【注意事项】在穴位上操作时要求指、掌等吸定于施术部位皮肤，不可以摩擦、移动。动作要均匀、连贯、有节律。

【临床应用】揉法适用范围广泛。指揉法因作用面小而适于全身各部穴位，大鱼际揉法适用于腹部和四肢部，掌根揉法多用于背腰部及臀部、胸腹部，前臂揉法多用于背腰部，肘揉法多用于背、腰和臀部。

揉法具有活血散瘀、消肿止痛等作用，可用于治疗癃闭等腹部疾患，也可用于遗尿等。

（1）揉中极穴治疗尿潴留。患者仰卧位，医者用拇指螺纹面轻轻环旋揉动中极穴（在下腹部，前正中线上，当脐中下4寸），速度由慢至快，力度由轻至重，操作时间为10分钟，以患者自觉酸、麻、胀为度，时间为2分钟。

（2）揉阴陵泉穴、足三里穴治疗尿潴留。干预者用拇指螺纹面揉压阴陵泉穴（在小腿内侧，当胫骨内侧髁后下方凹陷处）和足三里穴（位于小腿外侧，犊鼻与解溪连线上，犊鼻下3寸），力度由轻至重，时间为2分钟，以患者可耐受为度。

（3）揉耳穴，取内生殖器、皮质下、内分泌、交感、肾、肝、神门、失眠、耳背沟治疗围绝经期综合征。耳郭常规消毒后，按操作常规，先行双凤展翅法和全耳按摩法。再用手拇指、示指或按摩棒，揉按内生殖器、皮质下、内分泌、交感、肾、肝穴，每穴1～2分钟，每日1次。血压偏高，加揉耳背沟；睡眠不好者，在睡前20分钟，患者自己用两手拇指、示指配合揉按神门穴，搓摩失眠穴。每穴 2 ～ 3 分钟。每日 1 次，每次 20 ～ 30 分钟，10 次为 1 个疗程。要注意心理调适，保持心情舒畅，避免精神刺激；忌辛辣，戒烟酒；亲属要处处谦让，多多理解。

5. 点法

【**概念**】 点法是以拇指或示指指端着力于一定的部位或穴位上，按而压之、戳而点之的手法。根据着力部位不同，分为拇指点法和屈指点法两种。点法是点穴疗法流派的主要手法之一。

【**动作要领**】 根据治疗需要，受术者可选坐位或卧位，术者选站位或坐位，肩、肘关节放松，腕关节略掌屈。

【**操作方法**】

（1）拇指点法　术者手握空拳或以四指固定相应部位，拇指微屈，用拇指指端着力按压受术者体表的特定部位或穴位。

（2）屈指点　术者屈曲拇指或示指，用指骨间关节背侧突起处按压体表特定部位或穴位。

【**注意事项**】

（1）点法与按法的区别是，点法由指按法衍化而来，着力面由螺纹面改为指端或骨节突起，作用面积小，刺激量更大，力量更深透。相应地，点法在治疗部位上停留的时间也较按法短，即"戳而点之"。

（2）点压方向与治疗部位垂直，着力点要固定。

（3）用力由轻逐渐加重，稳而持续，切忌暴力戳按，在点穴时患者局部应有酸、麻、胀、重等得气感。

（4）操作时避免手指过伸、过屈或患者因疼痛躲闪而造成术者手指损伤，同时也要注意保护受术者受力处的皮肤。

（5）点法刺激力较强，需根据受术者体质、病情和耐受性酌情选用，并随时观察受术者反应。

【临床应用】 点法具有开通闭塞、调理气机、通调脏腑的作用，临床上多用于止痛、调理脏腑功能。点法作用面积小，刺激较强，适用于全身各部位，常用于腧穴和肌肉较薄的骨缝处。由于刺激量大、得气快，应用时应根据具体情况辨证选穴及配穴。

除徒手点法外，临床上常借助器械，如点穴枪、木针等点按治疗部位。也常与揉法、击法等结合，组成点揉、点击等复合手法应用。

（1）治疗闭经，点气海、关元等穴各1～3分钟。

（2）治疗闭经，点按腰骶部及肝俞、肾俞、脾俞等部位各1分钟，每日1次，以酸胀为度。

（3）治疗泌尿系统结石，点耳穴，取肾、膀胱、腹、交感、皮质下、缘中、内分泌、耳尖、输尿管、尿道、神门、脾、胃、枕。耳郭常规消毒后，按操作常规，对上述所选耳穴施用点按、掐按手法，每穴1分钟；再采用手摩耳轮法5分钟；然后取穴肾、输尿管、膀胱、交感。指震肾穴3分钟，频率每分钟240次；棒揉输尿管穴3分钟，频率每分钟60

次；指点膀胱穴，棒推交感穴各 3 分钟，频率各每分钟 120 次。每日 1 次。疾病发作时，疼痛剧烈要及时到医院治疗。

（4）治疗月经不调，点耳穴，取内生殖器、肾、肝、脾、缘中、卵巢、内分泌。耳郭常规消毒后，按操作常规，用双凤展翅法和全耳按摩法，重点按摩三角窝。再用手指或按摩棒依次点按卵巢、缘中、内分泌、内生殖器穴，两手配合，一压一松，由轻到重，以能耐受为度，每穴点按 1～2 分钟，每日 1 次。然后揉按肝、脾、肾，用按摩棒或示指指端，依次对准上述穴位，两手指配合揉按。每穴 2～3 分钟，每日 1 次。在治疗过程中，要保持乐观情绪，避免情绪激动，做好自我心理调适；月经期少吃寒凉及辛辣刺激性食物；月经期避免受寒，如淋雨、冷水浴、坐卧寒湿之地等。

（5）治疗痛经，点耳穴，取内生殖器、腹、神门、艇中、肾、肝、脾、枕、子宫、卵巢、内分泌、缘中、艇角、交感、皮质下。耳郭常规消毒后，按操作常规，对上述所选耳穴依次施用掐按法和全耳按摩法；再用按摩棒或示指指端点按内生殖器、内分泌、交感、神门穴。两手配合一压一松，每穴点按 1～2 分钟，每日 1 次。然后搓摩下腹穴，用拇指、示指指端，两手配合上下搓摩 3 分钟，每日 1 次。于经前 1 周开始按摩，直至月经干净。月经期避免食、饮寒凉之物；注意保暖，切勿坐卧寒湿之地；避免精神刺激，保持乐观情绪。必要时可配合药物治疗，积极治疗原发病。

6. 拨法

【**概念**】拨法是术者用指端或螺纹面或肘尖着力，深按于肌纤维、神经等条索状组织一侧，而拨向另外一侧的手法，似弹拨琴弦状，亦称拨络法或弹拨法。本法根据拨动力量的大小不同而刺激量可强可弱，适用于全身肌筋组织，常与按法合用，是临床上常用手法之一。

【**动作要领**】根据治疗需要，受术者可选坐位或卧位，术者选站位或坐位，将指端或肘尖置于肌纤维、神经等条索状组织一侧，肩、肘、腕关节放松。

【**操作方法**】

（1）拇指拨法　术者拇指指端或螺纹面着力，其他四指附着于治疗部位，先将着力的指端深按于受术者治疗部位，亦可以双拇指重叠操作，在部分穴位可用示、中二指操作。

（2）掌指拨法　术者用一手拇指螺纹面着力，其他四指附着于治疗部位，另一手手掌置于该拇指之上。以掌发力带动拇指做与肌纤维或肌腱、韧带、神经干方向垂直的单向或往返拨动。

【**注意事项**】

（1）先按后拨，拨动时着力处不能在受术者皮肤表面有摩擦、移动，应带动深层组织一起移动，不宜有抠的感觉。

（2）拨动方向与肌腱、肌腹、韧带、神经干等的走向垂直。

（3）用力由轻而重，实而不浮。

（4）临床上应注意掌握"以痛为腧，不痛用力"的原则，以受术者耐受为度，在保健中应适当减小按压和拨动的力量或缩短操作的时间。

【临床应用】拨法沉实有力，能舒展肌筋、缓解痉挛、行气活血，具有较好的解除粘连的作用，也可治疗内科疾病。

（1）沿中极穴到曲骨穴行拨法治疗早泄，拨至下腹部酸胀感传至阴部为宜。

（2）拨三焦俞、大肠俞、小肠俞等穴各3分钟治疗早泄，以局部胀感为度。

（3）拨血海、足三里、三阴交等穴各3分钟治疗早泄，每日1次，至愈为止。

第七章 男性生殖健康管理

在这个快节奏、高压力的社会中，男性健康问题日益受到关注。阳痿、早泄、遗精、慢性前列腺炎、前列腺增生、男性不育症，这些疾病不仅影响着男性的身体健康，更关系到他们的心理健康和社会功能。然而，很多人对这些疾病的了解还停留在表面，甚至存在误解和忌讳。本章将深入探讨这些常见男性疾病的成因和机制，从精神调摄、饮食调养、起居调护、运动养生和经穴按摩等多角度出发，为您提供全面而细致的预防和调护方法。

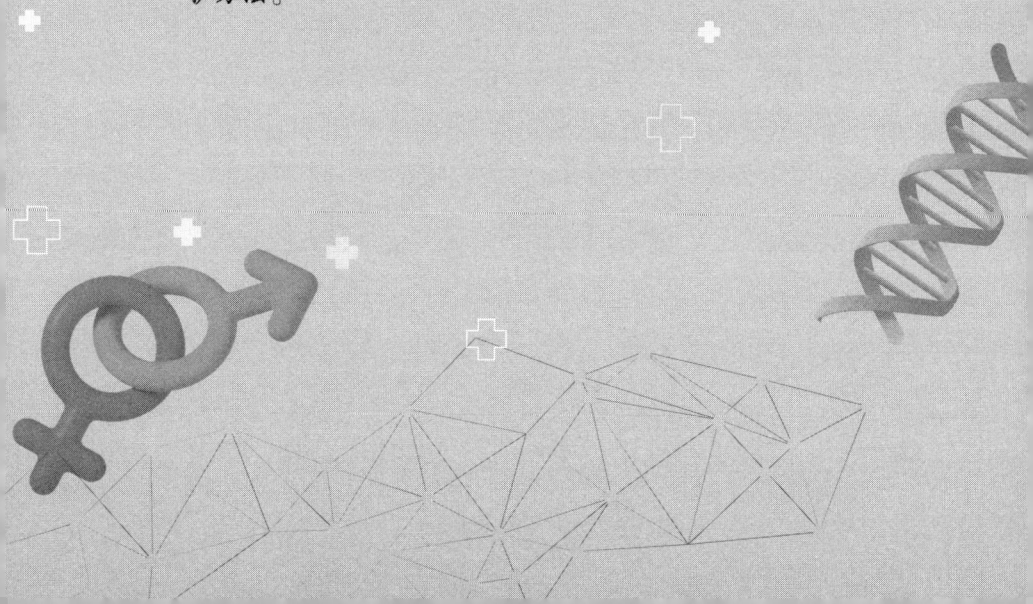

第一节　阳　痿

一、概述

阳痿，即男性勃起功能障碍，是指男性除未发育成熟或已到性欲衰退时期，性交时阴茎不能勃起，或虽勃起但勃起不坚，或勃起不能维持，以致不能完成性交全过程的一种病证。中医学称"阴痿""阴茎不举""阳事不用"等。阳痿分为原发性和继发性两种，原发性阳痿是指阴茎从未能坚硬勃起进入阴道而进行房事；继发性阳痿则是曾有过成功的同房，但后来有同房障碍者。本病按照其程度可分为轻、中、重三度，按病因分为心理性、器质性和混合性三大类。

二、病因病机

阳痿的病因病机比较复杂，但总与肝、肾、心、脾功能失调密切相关。青壮年或体质强壮者，其病多与心肝相关，是心神与情志之变；中老年或体质衰弱者，又多与脾肾相联系，是虚损之疾。然其理归结到一点，阳痿乃阳道不兴，功能失用之故，其基本病理变化多为肝郁、肾虚、血瘀。

三、预防与调护

（一）精神调摄

本病临床尤以情志内伤所致最为多见，因此情志疏导疗法在治疗本病中越来越受到重视。对于肝气郁结导致的痿证，宜以"宣"为主，包括使自己心情保持愉悦状态，或通过交流开导解郁、舒畅情志、使肝气条达。肝气至，则阳道奋昂而振。对于思虑太过导致的痿证患者，则需要调节情绪，满足身心需要，保持心情舒畅，则病情自然会出现好转。而对于惊恐所致的阳痿，则需要立足病因，着重于性知识教育，使患者及配偶了解学习有关房事理论、房事技巧，增进夫妻间的沟通与交流，增加妻子对丈夫的理解、支持和配合，帮助丈夫克服恐惧情绪。利用正确的理论来开导、引导患者进行思考，正确认识疾病的本质，让患者领悟到实际情况与自己的错误认识相反，使其明白自己确实没有器质性及功能性问题。记录每次房事不成功时的内心感受，与临床治疗师讨论，并接受进一步的情志疏导，循环进行直至成功地勃起和插入。

（二）饮食调养

在生活中有很多食物具有提高勃起功能的作用，因此可以通过适当的饮食搭配改善勃起功能。研究资料表明，精氨酸具有消除疲劳，提高性功能的作用。富含精氨酸、核酸和多糖等成分的食物有海参、墨鱼、章鱼、鳝鱼、鱼胶、龟和蚕蛹等。另外，豆腐、花生、核桃、大豆和紫菜等食物也富含精氨酸。

需要注意的是，由于患者年龄、病情不同，食补的选择也各有不同。一般中老年患者出现阳痿症状主要是由于气血虚弱、肾气不足导致的痿软无力，因此在饮食过程中可适当进食一些血热有情之品，如羊肉等。为提高疗效及口感，还可在炖煮食物过程中加入肉桂、茴香、花椒、枸杞子及黄酒等。对于气虚血虚之人，则可在炖煮过程中添加当归、红参、黄芪，加强调补气血功效。但上述食材长时间食用可能会造成"上火"症状，包括口舌生疮、头痛目赤等，因此不宜长久食用。当然还有一些性味稍微缓和的食材，比如甲鱼、泥鳅、虾米、韭菜、蒜苗、猪腰等，一般无明显禁忌，老少皆宜。但高脂血症、高尿酸血症患者需要注意，动物内脏可能加重代谢性疾病，因此不宜食用。

在这里特介绍一味药食同源的食材——枸杞子，它性平味甜，具有补益肝肾、阴阳双补的功效，还有抗氧化作用。因此，在饮食过程中可作为食物辅料进行添加。另外，有部分患者勃起功能异常是由于糖尿病引起的神经功能异常，因此在饮食过程中需要严格按照糖尿病饮食，积极控制血糖。

（三）起居调护

有文献研究显示，勃起功能障碍患者往往有过劳（包括体力劳动或脑力劳动）、过损（熬夜，吸烟，酗酒，房事过度）、过虑等不良生活习惯。因此在日常生活中要改变不良生活方式及不良心态，协调人际关系，养成淡泊名利的处世方式，有助于身心健康，使家庭生活协调和谐。

（四）运动养生

运动可通过多途径如脂质代谢、动脉压来改善男性勃起功能。运动还可影响下丘脑–垂体–性腺轴功能，从而影响人的生殖和性功能，适量的运动是对抗勃起功能障碍的基础。研究证明，传统功法五禽戏和太极拳可明显提高男性体内睾酮水平，改善勃起功能障碍。勃起功能与男性的骨盆底部之间有密切关系，科学的训练在提高骨盆肌肉功能、改善男性性能力方面具有积极的效果。有氧运动在改善男性性功能方面效果尤为显著。适当强度和时间的运动对男性性激素的分泌也有促进作用，雄性激素的分泌又和肌肉的合成有关，对勃起组织和功能有直接的影响，而运动有可能借助这条途径来实现对男性性功能的影响。较大的下肢力量与勃起功能指数密切相关，通过改善下肢肌肉的力量可以改善勃起功能，如举重、深蹲等以大肌肉群训练为主的运动可以增加睾酮的产生从而改善勃起功能。因此，规律锻炼可以降低男性勃起功能障碍的风险。

（五）经穴按摩

1. 腰眼穴

定位：第 4 腰椎棘突下，旁开约 3.5 寸的凹陷中。功效：疏通带脉，强壮腰脊，聪耳明目，固精益肾。操作：患者身体坐正，两手握拳自然放在后面，用拳眼紧按腰眼穴，并做旋转用力按揉，以酸胀为度。阳衰者可以每次揉 5 分钟，长期坚持有较好的强腰健肾作用。

2. 承扶穴

定位：臀横纹中点。功效：主导生殖器官的神经从此处经过，阳衰者经常按压可以增加对性的感受力。操作：这个穴位是性感带最为密集的地方，用指压时可以用力些。

3. 命门穴

定位：后正中线上，第 2 腰椎棘突下凹陷中，约与肚脐在同一水平处。功效：有效改善性冷淡，起到壮阳的作用，平衡和恢复性功能。操作：阳衰者平时可以用拇指按压命门穴，揉动数十次，按摩到以酸胀为宜。

第二节 早 泄

一、概述

早泄，是射精障碍的一种类型，是男性性功能障碍的常见病证之一。中医学古称"鸡精"，西医又称为射精过早症。其发病率为9%～42%，不同年龄段成年男子均可发生早泄，年轻、缺乏性经验的新婚男子往往更容易过早射精。

二、病因病机

精液的藏泄与心、肝、脾、肾功能相关，肝失疏泄，心脾两虚，阴虚火旺，肾失封藏，湿热侵袭以致精关不固均可降低射精控制力。早泄的主要病因病机有肾失封藏、劳伤心脾、湿热下注、七情所伤等。肾藏精，开窍于外肾，精关能随意开合，则精之施泄有度；若肾失封藏，精关开合不灵，不能随意启闭，因而引起早泄；或相火动极，精室被扰，闭约失灵，因而甫交即泄，或未交即泄。心阴不足，交时君火动极，引动相火，扰动精室，使精关过早开启而提前泄精。

脾伤化源不足，肾气失充，精气不固可见早泄；或脾虚气陷，交时君火动极，精关开启，而脾失升摄，故而早泄。或湿热注于肝经，邪火妄动，疏泄太过，则精关早启而早泄。或饮食醇酒厚味、煎炒炙煿，湿热内生，下注于肾，相火妄动，扰乱精室，交时相火更旺，故精不守舍，提前自泄。再或突遇惊恐或交时恐惧，损伤肾气，肾恐不宁，精关不闭，因而早泄。情怀不畅，忧郁不舒，损伤肝木，肝之疏泄功能失常也可引起早泄。心志过喜，君火动极，过早令精关启动，故而早泄。

三、预防与调护

（一）精神调摄

早泄患者往往由于缺乏性知识，过分紧张、激动，以及夫妻之间配合不好等原因而引起大脑射精中枢失调导致射精功能障碍，并表现为焦虑、抑郁、紧张和失望。所以早泄患者首先要有一个平稳的心态，消除负面情绪，树立健康的性心理，保持良好的心态。其次是夫妻间关系的调护，夫妻间应该相互关爱、体贴、配合，若患者出现早泄症状，不可相互责备，应积极寻找原因共同配合治疗。女方尽量做到体贴、关爱患者，并且予以鼓励，不可责备、埋怨，否则事与愿违，不利于早泄的调理。建立美满、健康、和谐的家庭环境对早泄疾病的治疗有很大帮助。

（二）饮食调养

饮食上需要清淡而富有营养，避免辛辣刺激及肥甘厚味，戒烟戒酒，避免伤及脾胃，以防湿热内生加重病情。水果类可选择桑葚、草莓、红枣、黑枣等，里面富含氨基酸、果糖、维生及各类矿物质，对于早泄患者具有一定的疗效。蔬菜类可选择山药、白扁豆、韭菜等，尤其是山药药食同源，具有补益肾精功效。肉类可选择羊肉、动物肾脏、牡蛎、文蛤、虾、甲鱼等，增加机体热量的同时可起到补益肾气、收敛固涩作用。

（三）起居调护

日常情况下不宜过度性生活及手淫，容易导致肾精亏虚、肾气不足，从而容易引起早泄的发生；同时也禁忌长时间的禁欲。避免过度疲劳、熬夜，耗伤元气。性生活环境尽量保持安静、安全、延长性交前的爱抚时间，避免仓促行事，这对预防快速射精具有积极意义。增加性交前的前戏，比如语言的挑逗，行为的抚摸或拨弄等，是唤起性兴奋或有助于性高潮较快到来的一种技巧。通过触摸使对方感到愉悦，同时又感受触摸对方的快感，并提出采取多种方式、保证时间充裕、身心放松、环境适宜、适当营造浪漫气氛等辅助条件可以较易且较早使双方得到满足。"性前戏"使女性性高潮潜伏期缩短，对男性射精潜伏期的要求也相对缩短。

（四）运动养生

适度的有氧运动包括八段锦、太极拳、五禽戏、慢跑、快走等，可增加体内雄激素水平，同时可保持充沛的精力和体力行房，以免体力不支养成快速射精的习惯。研究表明，盆底肌肉薄弱可能会减弱延迟射精的能力，因此可以通过运动增加盆底肌肉强度。如凯格尔运动或者瑜伽都可以有效改善盆底肌收缩力，延缓快速射精，对于治疗早泄具有一定疗效。提肛运动可以使盆底肌功能加强，对于早泄患者，可以帮助其更好地控制盆底肌张力，从而延长射精时间。

（五）经穴按摩

足底按摩可以疏通全身经络，对于治疗早泄具有良好的效果。足底涌泉穴是肾经的原穴，具有活跃肾经经气、固本培元、充足肾精、强盛性功能等功效。通过按摩可有效改善患者性功能。三阴交是足太阴脾经、足少阴肾经、足厥阴肝经的交会穴，通过点穴按摩配合收腹提肛可以调理脾肾肝，补益肝肾之精，延缓射精时间。肾俞穴、关元穴均具有补益肾气之效，穴位按摩对于早泄具有较好治疗疗效。同时，局部的按压配合性生活功能训练也可以明显改善早泄。现代研究表明，挤捏阴茎可降低龟头兴奋性，提高射精阈值，从而达到控制射精的目的。此法的关键在于通过调整骨盆运动降低肌张力、减慢呼吸频率并用腹式呼吸等方式，使性交过程在较长时间处于性兴奋可调期。

第三节　遗　精

一、概述

遗精是指不因性活动而精液自行频繁泄出的病证。其中有梦而遗精者，名为"梦遗"；无梦而遗精，甚至清醒时精液流出者，名为"滑精"。

二、病因病机

精液藏于精室，遗精是由于精室被扰或精关不固，其原因主要有君相火动、湿热下注、劳伤心脾、肾气亏虚等方面。遗精的病位在精室，与心、肝、脾、肾等脏关系密切，总由精室被扰，或精关不固所致。肝、肾二脏皆有相火，其系上属于心。若君火妄动，相火随之而动，势必影响肾之封藏，故君相火旺或心、肝、肾阴虚皆可致虚火扰动精室而遗，亦可因脾虚不摄而致。初起多实，日久多虚，或见虚实夹杂。

初起火旺为主，日久表现为肾阴亏耗，肾气虚弱，甚至阴阳两虚、肾阳衰惫等各种虚证。遗泄日久，可导致阳痿、早泄、虚劳等。

三、预防与调护

（一）精神调摄

情志因素在遗精发病中有着重要的影响作用，是疾病发生发展的重要危险因素。因此适当的情志调摄具有重要的治疗作用。由于遗精较多发生在青少年，缺乏对性知识正确认识，部分青少年遗精后出现焦虑、恐惧情绪，并且发病部位比较隐私，患者往往难以启齿导致耽误就诊时机，遂逐渐出现头痛、乏力、失眠等症状。因此对于此类患者需要进行合理规范的性教育加以情志疏导，让其认识到遗精是人体正常生理现象，消除其焦虑情绪。对于频繁遗精的患者，由于久病难治，更应该在治疗的同时重视精神调摄，在治疗全过程中贯穿心理疏导，增强性保健意识，使得患者心理障碍得以解除，从而起到辅助治疗作用。

（二）饮食调养

日常饮食中需要选择高蛋白、营养丰富的食品，比如鸡蛋、牛肉、瘦肉、鱼肉等；同时需要营养均衡，搭配各类蔬菜、水果。忌食温热辛燥的食物，如辣椒、桂皮、生姜、羊肉等；禁食肥甘厚味、辛辣刺激之品；禁酒食，避免饮用浓茶、咖啡及温阳补肾的保健品。

（三）起居调护

对于遗精患者，需要养成良好的生活起居习惯，保持心情舒畅，被子不可裹挟太紧，并且避免穿紧绷三角内裤睡觉，防止睡眠过程中外物与勃起的外生殖器摩擦引起梦遗。睡姿可采用侧卧位，避免将身体蜷作一团。另外避免接触色情书刊影片，戒除手淫习惯，防止久而成瘾。因为手淫可造成尿路感染，同时使患者出现精神萎靡不振、精力不足，造成学习、工作注意力不集中，加重患者焦虑情绪。

（四）运动养生

遗精患者每天晚上临睡前练习提肛运动，因为提肛运动可以改善局部微循环，缓解前列腺慢性炎症，另外可改善盆底肌肉群收缩力，降低男科疾病发生率。坐在床上做收缩肛门的动作，酷似强忍大便的样子，每晚睡前进行，每次可收缩 48 ～ 64 次。收缩时吸气，放松时呼气，动作宜柔和，缓慢而富有节奏，用力均匀。持之以恒，长期坚持下去必有效果。还可以进行半蹲站桩，患者需挺胸直腰，屈膝做 1/4 蹲（大腿与小腿弯曲度为 120° ～ 140°），头颈挺直，眼视前方，双臂向前平举，两膝在保持姿势不变的情况下，尽力向内侧夹，使腿部、下腹部、臀部保持高度紧张，持续半分钟后走动几步，让肌肉放松后再做。如此反复进行，次数自定。每天早晚各做一回。随着下肢力量的增强，持续时间可逐渐延长，重复次数亦可逐渐增加。还可以做仰卧收腹臂腿上举运动，取仰卧位，两臂伸直在头后，然后上举两腿同时迅速上举两臂，使双手和两足尖在腹部上方互相接触，上举时吸气，还原时呼气。可每天早晚各进行一次，每次可做 24 ～ 32 下。随着腹肌力量的增强，上述动作重复次数可逐渐增加。

（五）经穴按摩

中医学认为，遗精的发生由肾虚不能固摄、君相火旺所致。可用拇指指腹按揉手部生殖腺、肾、心、肝、脾反射区，以及拇指指端点按神门穴。对于遗精伴有精神萎靡不振、腰膝酸软、心慌气短者，可揉压肾俞、关元、三阴交，或者按压志室、气海俞、八髎均具有良效，但需要坚持治疗。对于心肾不交者，可掌摩关元，以透热为度，再用拇指点按内关、神门、太溪、三阴交；对于湿热下注者，可点按三焦俞、肾俞、小肠俞、膀胱俞，并且掌揉关元、中极、阴陵泉、三阴交；对于肾虚不固者，可选用关元、中极，点按三阴交、照海、太溪、劳宫、志室；并且还可加强体育锻炼，睡前温水泡足，巩固疗效。另有研究显示，用双手手指分别依顺时针与逆时针方向反复轻轻按摩丹田穴（腹部脐下方2指）和肾俞穴（后背部第2腰椎棘突下旁开1.5寸），可以帮助改善遗精。

第四节　慢性前列腺炎

一、概述

慢性前列腺炎，相当于中医学的精浊，又名白浊、白淫、淋浊。本病是因湿热下注、阴虚火旺、精室瘀阻等所致，以尿后滴白，排尿不畅，少腹或茎中坠胀痛痒，但尿液并不混浊为主要表现的疾病。多发于青壮年，主要临床特征为少腹、会阴、睾丸有不适感，尿道中常见白色分泌物溢出，发病缓慢，病情缠绵，反复难愈。精浊病在心肾，初病多实，久病多虚。湿热、肾虚、瘀滞是本病发展变化的三个主要病理环节。

二、病因病机

本病多由"精热""热淋"等治疗不彻底，湿热余毒未清，蕴于精室；或房事过度，或有手淫恶习，劳伤精气，以致肾气虚弱，湿热之邪外侵；或因平素饮酒过度，以致脾胃运化失常，湿热内生，引起经络阻隔，气血瘀滞而成。其基本病理变化多为湿热、肾虚、瘀血，三者相关为患，互为影响，致使病情复杂，难以速愈。

三、预防与调护

（一）精神调摄

前列腺炎因病程较长、易复发，并且伴随着身体不适，往往给患者造成巨大的精神心理压力。因此情志调护在治疗慢性前列腺炎中是一种重要的辅助治疗手段。需要规劝患者改变不良生活习惯，戒烟戒酒，多向患者及家属讲解前列腺炎相关知识，针对其心理状况进行解释、疏导，帮助其消除不良情绪，使患者改变对本病的认知，消除不必要的顾虑及担心。可以适当运用五志相胜法有意识地采用一种情志活动去平衡、控制、调节另一种情志，从而达到治愈的目的。如前列腺炎患者过于忧虑，可用喜胜之。也可使用言语积极开导患者为其消除疑虑，解除身心病痛。对于有严重抑郁情绪患者，可通过运动、疏通、诱导、宣泄、转移等方法来治疗身心疾病。另外，通过顺情从欲法满足患者意愿、情绪和生理要求，祛除患者心理障碍，恢复生理功能，但这里需要注意的是看患者要求是否符合正常需要，是否能够实现，以及是否适度适量。

（二）饮食调养

慢性前列腺炎患者在禁辛辣刺激、戒烟戒酒同时，可进食富含微量元素的蔬菜水果。如冬瓜味甘淡，性寒，具有清热利水、解毒生津功效，主治小腹水胀、小便不利，且利水而不伤阴，是慢性前列腺炎患者食用佳品。南瓜味甘甜，性温，能健脾利水，对慢性前列腺炎伴有小便不利者尤为适宜。黄瓜味甘，性寒，清热止渴，通利小便，可治疗小便涩痛。丝瓜味甘，性凉，清热凉血，化瘀解毒，《本草纲目》中记载"祛风化痰，凉血解毒，治疗大小便下血"，因此前列腺炎合并血尿者使用甚佳。苦瓜微苦，性寒，清热解毒，清心明目，同样对于小便涩痛患者适宜。还有西瓜利尿解暑，对于前列腺炎伴有小便短赤者较为适合。

可以用一些食疗方：①荸荠150克（带皮），切碎后捣烂，加温水250毫升，充分拌匀后滤去渣皮，喝汁。每天2次，连喝2周。可用于缓解小便涩痛。②甘蔗500克，去皮切成小段后榨取汁液饮服，每日2次。功效同上。③鲜葡萄250克，去皮、核，捣烂后加适量温开水饮用，每日1～2次，连服2周。适用于前列腺炎和小便短赤涩痛。④鲜爵床草100克（干品减半），洗净切碎，同红枣30克，加水1000毫升，煎至400毫升左右，饮药汁吃红枣。每日2次分服。适用于慢性前列腺炎。⑤杨梅 60 克，去核捣烂后加温开水 250 毫升，用小勺调匀后饮服。每天服用 2 次，连服 2 个月。适用于前列腺炎、小便涩痛。⑥猕猴桃 50 克，捣烂后加温开水 250 毫升，调匀后饮服，连服 2 周。蜂王浆适量，用开水将蜂王浆配制成 1% 的溶液，每日服 2 次，每次 20 ～ 30 毫升。适用于慢性前列腺炎患者、病后体虚及营养不良的老年人。

（三）起居调护

　　慢性前列腺炎的发病与日常生活起居密切相关，常见引起慢性前列腺炎的诱因主要有久坐、喝酒、吸烟、憋尿、不规律性生活等。久坐不动是当代上班族的通病。对男性来说，久坐会使得前列腺一直处于被压迫的状态，情况严重时便可能导致前列腺充血，继而诱发前列腺炎。长时间坐着也会使局部长时间处于潮湿状态，容易导致细菌滋生，增加前列腺炎的发病风险。长期酗酒的男性患有前列腺炎的概率比不饮酒男性要高，因为酒精可刺激前列腺充血肿胀，使前列腺液和代谢产物不能及时排出，从而增加前列腺炎的风险。吸烟时，烟草中的烟碱、一氧化碳等有害物质可直接损伤前列腺组织，还可影响前列腺的血液循环，增加患前列腺炎的风险。很多人都有憋尿的习惯，虽然憋尿不会直接导致前列腺炎，但会使膀胱内的压力大大增加并滋生大量细菌，而前列腺与泌尿系统离得很近，因而也就容易受到细菌的侵袭，出现前列腺炎。尤其是本身就有泌尿系统疾病的患者，比如患有尿道炎、膀胱炎的人，更容易出现这一问题。不规律的性生活也是前列腺炎的诱因之一。如果性生活过于频繁或手淫的频率过高，前列腺就会一直处于充血和水肿的状态，时间一长，便可能出现前列腺炎。但过分禁欲也不可取，可能会导致前列腺胀满不适，一样会危害前列腺健康。

经常做户外运动，尤其是做一些提肛收臀的动作，这样可以促进会阴部的血液循环。睡前可进行温水或药水坐浴，有助于缓解前列腺炎患者耻骨及会阴部疼痛的症状。生活起居要有规律，保证充足的睡眠，同时性生活要有节制，房事不可过度，避免长时间驾车或者久坐。多喝水可以促进尿液生成，稀释尿液，避免了高浓度尿液对前列腺造成刺激，并且大量的尿液还可以冲刷尿道，带走前列腺分泌物，降低前列腺炎发病的概率。

（四）运动养生

研究表明，适度运动可增加慢性前列腺患者最大尿流率，降低患者体内 TNF-α 及 IL-1 水平。因此提倡前列腺炎患者适度运动，如深蹲、凯格尔运动或者瑜伽等，可锻炼盆腔、肛门、腹部肌肉群力量，增加自主神经协调功能，降低尿道闭合压，减少尿液反流，提高机体免疫力，有效减轻患者症状，延缓疾病复发。慢跑、快走、游泳、太极等有氧运动不仅可以增强体质，还对提高心血管系统的供血功能大有益处，能促进血液循环，提高抗病能力，减少盆腔瘀血，进而促进慢性前列腺炎的康复。在临床实践中，服药期间同时进行有氧运动的患者，多数能在较短时间得以康复。相反，那些只想依靠药物治疗，不重视运动、心理保健的患者，往往因为药物的治疗效果不能"十全十美"，从而失去治疗的信心，最终影响康复。

（五）经穴按摩

慢性前列腺炎患者疼痛或者不适区域主要位于下腹部、会阴、腰骶、外生殖器区、腹股沟等部位。按摩下腹部、腰骶部可促进局部组织内啡肽流通，内啡肽是一种天然止痛剂，可以缓解局部疼痛不适。慢性前列腺炎久病多虚实夹杂，以湿热败精、腐浊瘀血为标，以精血亏虚为本。任脉调节全身的阴脉经气，全身的精血阴液均为任脉所司。故任脉针对慢性前列腺炎本虚精亏有良好的调节和治疗作用。《医宗金鉴·刺灸心法要诀》云"关元补诸虚泻浊遗"，指出关元穴可以治疗诸多虚损性疾病，泄泻、淋浊和遗精。按摩关元穴有固元培本、固精止遗之效。《备急千金要方·卷三十》云："中极……主小便不利、失精。"《针灸大成·卷七》指出，中极穴主"阴汗水肿，阳气虚惫，小便频数……小腹苦寒，阴痒而热，阴痛"。中极穴为膀胱募穴，是膀胱之气结聚于腹部的穴位。按摩中极穴有清利湿热、利尿通淋之功。曲骨穴为任脉、足厥阴经之交会穴，具有利尿通淋、调经止痛之功，针对前列腺炎、少腹胀满、小便淋沥、阴囊湿痒的症状有较好的治疗作用。针刺八髎穴可以治疗腰痛牵引睾丸疼痛，对腰骶部疼痛有针对性治疗作用。次髎穴具有补肾壮腰、理气调经、清利湿热及理气化瘀的功效。

第五节　前列腺增生

一、概述

前列腺属于中医学"精室"范畴，故将因前列腺增生压迫尿道引起的小便排泄障碍称为"精癃"，并已纳入中医药的行业标准和国家标准。前列腺增生症，相当于中医学的"精癃"，是老年男性常见疾病之一，大多数发生在50岁以上，发病率随年龄增长而逐渐增加。临床特点以尿频、夜尿次数增多、排尿困难为主，严重者可发生尿潴留或尿失禁，甚至出现肾功能受损。在治疗精癃方面，中医中药的基础与临床研究均已取得显著成就。

二、病因病机

精癃的发生多因年老肾气渐衰，中气虚弱，痰瘀互结水道，三焦气化失司而成。老年肾气渐衰，阴阳易损，如真阴不足，相火偏亢，膀胱水液不利，则排尿频数，滞涩不爽；如肾阳虚衰，下元虚惫，固摄无权，则尿失禁或小便频数、淋漓不尽；或因长年负重劳伤，或房劳竭力，或过食辛辣，瘀结膀胱，久成癥块，阻塞水道，导致尿液排出受阻，终发癃闭。外感风寒、风热之邪，肺热壅滞，肺气失宣，不能输布，影响水道通调，以致尿闭或尿出不畅。若脾胃功能紊乱，湿热下注膀胱，壅滞气机，气化失常，尿液不能正常渗泄，故发生尿闭或排尿滞涩。

三、预防与调护

（一）精神调摄

前列腺增生患者一般表现为夜尿次数增多，或者排尿费力，严重者表现出尿潴留症状，造成患者生活质量明显下降，给患者及其家属带来身体和精神上的双重困扰，因此情志调护在治疗过程中是必要的。在临床护理工作中，应尽量消除患者过度关注的情绪，以避免患者精神症状的加重。耐心开导，及时解除患者对病情的误解，详细告知病情预后及转归，适时转移患者的注意力，合理的心理疏导对于患者病情的转归至关重要。针对不同的患者制订不同的治疗方案，根据治疗中出现的情况及时做出相应的调整。医护人员应根据每个人的情况与其进行情感交流，保护患者隐私，合理劝导，鼓励其树立康复的信心，消除焦虑、紧张的情绪。指导患者运用放松疗法，如深呼吸、听舒缓的音乐等。对于尿潴留患者，需要做好解释、安慰工作，消除其紧张心理，积极配合治疗与护理。

（二）饮食调养

前列腺增生好发于中老年，属于气血亏虚证候，因此饮食方面需要注意饮食均衡、清淡，忌辛辣发物，如葱、蒜、辣椒、羊肉、韭菜、蒜苗等，戒烟，禁酒。适当摄取水分，饮食均衡，食用新鲜蔬菜、水果、含蛋白质高的食物。可食用有益于前列腺的食物，如红石榴、南瓜子、绿茶、卷心菜、花菜、黄豆等。

食疗药膳也是一种不错的选择。对于不同证候患者可选择不同食材搭配食用，如湿热蕴结证患者可食用车前粥、利尿黄瓜汤等；气滞血瘀证、肾虚瘀阻证患者可选择黄芪莪术粥等具有活血化瘀功效的药膳；肾气亏虚证患者可选择参芪冬瓜汤等；肾阴不足证者可选用杏梨石韦饮等滋补肾阴的药膳；肾阳亏虚证者可服用龙眼肉桂粥温补肾阳。同时前列腺增生患者宜吃含锌丰富的食物。锌的作用广泛，在体内可增强抵抗力，增进食欲，防治前列腺增生等。含锌丰富的食物有南瓜子、核桃、花生、鱼、猪瘦肉、牛奶、栗子、苹果、贝壳类食物等。前列腺增生患者宜多食新鲜水果、蔬菜、粗粮及大豆制品，多食蜂蜜以保持大便通畅，适量食用牛肉、鸡蛋。前列腺增生患者宜吃蜂花粉制品。服用蜂花粉及其制品，可增加前列腺组织血液循环，减轻水肿，提高疗效，而且无不良反应。研究表明，蜂花粉含大量的氨基酸、微量元素和各种维生素，其中的丙氨酸、谷氨酸、甘氨酸对前列腺增生有一定的疗效，并且蜂花粉能明显缩小前列腺增生组织。

（三）起居调护

要顺应天时，按时作息，工作与生活节奏不宜过快，注意劳逸结合，避免过度劳累。根据天气变化增减衣物，防止受凉。秋冬时节气候严寒，应注重防寒保暖。适度锻炼身体，增强抵抗能力，防止上呼吸道感染的发生。不宜久坐冰冷之处或者骑车，避免诱发前列腺炎。

（四）运动养生

游泳可以舒缓全身自主神经，放松全身肌肉。特别是蛙泳时，会阴部的前列腺周围肌肉均得到充分锻炼，如同对前列腺进行轻柔的按摩，可缓解局部肌肉疲劳，改善局部症状。提肛运动有效改善前列腺直肠周围血液循环，促进有害物质代谢与转运，降低局部组织内炎症因子，改善会阴部不适。深蹲不仅可以增强大腿肌肉力量，还可以使会阴和盆腔进行收缩和拉伸，对于前列腺是一种直接的"按摩"，促进前列腺的血液循环，降低患前列腺疾病的风险。对于身体素质较差的患者，散步也是一种不错的运动方式。散步能够促进全身血液循环，协调肌肉运动，改善患者体质，舒缓患者紧张情绪，可有效预防前列腺增生疾病的发生。

（五）经穴按摩

可在睡前做自我按摩，操作如下：取仰卧位，左脚伸直，左手放于神阙穴（肚脐）上，用中指、食指、无名指三指旋转，一同再用右手三指放在会阴穴部旋转按摩，一共 100 次。完毕换手做同样行动。肚脐的周围有气海、关元、中极等穴，中医学认为是丹田之所，这种按摩有利于膀胱功能的恢复。小便后稍加按摩可以促进膀胱排空，减少剩余尿量。会阴穴通任督二脉，按摩使得会阴处血液循环加快，起到消炎、止痛和消肿的作用。对于肾气亏虚、肾阴不足、肾阳亏虚患者可选择耳穴磁贴压豆：取肾、脾、三焦、交感、皮质、外生殖器。每天按压数次，以有酸、胀、微痛感为宜。也可以作足部反射疗法，操作方法：一手握足，一手半握拳，食指弯曲，用食指第一指间关节定点施力按摩反射区，力度由小到大，以患者可耐受为度。施术者先在施术部位涂上按摩膏，按照肾、输尿管、膀胱、前列腺、睾丸反射区的顺序依次以揉、按、点、推、揉的手法进行操作。每种手法 3 分钟，先左足、后右足，一侧 15 分钟，共 30 分钟。隔日 1 次，连续15 次。

第六节　男性不育症

一、概述

男性的生育能力是由多方面的条件综合决定的，但其中必备条件包括三个方面：具有正常解剖的生殖器官，而且功能正常；具有正常的性功能，能将精液输入女性生殖道；男性体内不应有使精子产生凝集和制动的抗精子抗体存在。只要三者中的任何一个环节出问题，都可能导致不育。

育龄夫妇同居 1 年以上，性生活正常，亦未采用任何避孕措施，女方正常，由于男子生殖器官的解剖和生理功能异常（包括精子质量异常）等因素，而致女方不能受孕，或虽能受孕但不能怀胎、分娩者，称为男性不育症。不育症比人们想象中更为常见，据世界卫生组织统计，在育龄期约有 8% 的夫妇受不育的困扰。原发性男性不育是指男性从未使女性受孕。继发性男性不育是指男性曾使性伴侣或配偶妊娠，之后却不能使之妊娠。继发不育的男性通常未来生育机会较大，一般较少出现先天性异常、无精子症或严重的少精子症。

不育症不是一个独立的疾病，是由一种或多种疾病因素、理化因素及不良生活方式作用于生殖众多环节后所导致的一种病症。应查清病因，尽量有针对性地解决。在25%的生育力低下男性中，可以发现一种以上致病因素，同时存在的因素可能是巧合，如精索静脉曲张伴有先天性因素（如隐睾或者Y染色体微缺失）；也可能存在因果联系，如附属性腺感染和免疫学因素。最近的研究显示，不同因素对精子质量下降存在倍增效应。这意味着生活方式、生殖障碍及遗传因素可能协同放大了每一个单一因素的不良作用。

二、病因病机

中医学认为，男性的生育功能是脏腑、气血、经络功能有机协调的综合表现。因此，脏腑（尤其是肾）、气血及经络的任何一个环节出现异常，都有可能影响男性生育功能，导致男性不育。常见的病因有先天禀赋不足及生殖系先天畸形、房事过度、情志失调、久病劳倦、饮食不节、毒邪侵袭、外伤阴器等。其病机主要有肾阳虚衰，生精功能不足；肾阴虚损，阴精不足，相火妄动；脾肾阳虚，肾失温煦，肾精不化，脾失健运，水湿内停；气血亏损，精失化源；肝郁气滞，血脉瘀阻，疏泄失司；肝经湿热，扰动精室；脾失健运，痰湿内蕴；外伤损络，瘀血阻窍。

三、预防与调护

（一）精神调摄

情志在男性不育中发挥着双刃剑的作用，正性情绪有助于保养精气神，而负性情绪则可致精气逆乱，百病丛生。正如《素问·上古天真论》中论述："恬淡虚无，真气从之，精神内守，病安从来。"因此，唯有淡泊名利，遵循本真意愿，方可保养真气，真气充足则固摄有力而不会使得体内之精外露，精神充足，正气存内则可抵御外邪的入侵，免于罹患疾病。反之，若人体长期处于过量的情志刺激状态下，超出了人体的正常耐受程度，则可诱发疾病。情志不畅是男性不育的重要病机之一，长期压抑的负性情绪得不到宣泄，久之易致肝气郁结，气机不畅，影响生育。正如《素问·汤液醪醴论》中论及"精神不进，志意不治，故病不可愈"。说明调整与平衡情绪对疾病治疗的重要性。因此，恬淡虚无的情志观对预防男性不育具有积极的作用。

在男性不育症诊疗过程中常常需要对患者进行情志调摄。根据对患者身心评测和健康状态辨识结果，综合评估患者的身心健康情况，并以此为基础，采用中医理论及心理学理论指导下的多种方法来改善不良情绪。其中，中医的五行音乐法可根据五音与五脏对应关系，调节脏腑功能；情志相胜法则通过利用不同情志之间的相克关系来调节情绪。同时，各种中医养生功法如太极拳、八段锦、易筋经等，具有形神兼养的作用，可强身健体、修身养性。心理咨询和干预等手段也可缓解不良情绪。综合运用多种方法可以达到整体促进身心健康的目的。

（二）饮食调养

《素问·上古天真论》中"醉以入房，以欲竭其精，以耗散其真"，强调了"醉"字，可见酒会耗散男性肾精。酒性辛热，耗散人体津液，长期酗酒可助湿生热。现代研究表明，大量饮酒且不育者的精液质量明显低于非饮酒者。乙醇可致睾酮的合成与分泌减少，抑制性腺功能，进而引起少弱精症及畸形精子症，因此对于男性不育症患者需要摒弃酒食。对于素喜肥甘厚味者，可引起中焦湿热，造成消渴疾病；过食咸则易生痰湿、瘀血。因此对于不育患者，饮食需要均衡，避免过食肥甘厚腻或者偏食。

男性不育症患者宜吃富含维生素 A、B 族维生素、维生素 C、维生素 E 的食物。因为维生素是营养精子、保护精子活力的重要物质。宜吃含锌丰富的食物，如动物脂肪、内脏、肉类、睾丸，以及牛奶、谷类、豆类等。宜适当多食能增强性功能的食物，如海虾、蟹、鳗鱼、甲鱼、黄鳝、淡菜、海参、瘦肉等。宜辨证选择营养与饮食。腰酸肢冷、神疲乏力、口淡面暗者属肾阳肾精亏虚，宜多食具有温补肾精作用的食品，如鹿肉、羊肉、狗肉、核桃肉等；神疲乏力、面色不华、舌淡形瘦者属于脾胃虚弱、气血不足，宜多食具有补益气血作用的食品，如乳鸽、红枣、牛肉、母鸡等；便艰涩黄、阴部湿痒、苔黄腻者属湿热下注，宜多食具有清热利湿作用的食品，如薏苡仁、冬瓜、西瓜等。

（三）起居调护

《素问·上古天真论》曰"法于阴阳，和于术数……起居有常"，意为生活作息规律，方可强身延年。随着时代变迁，社会环境、工作生活方式发生了极大的改变，因而起居生活亦随之不同。在现有的工作生活方式环境下，熬夜、桑拿浴、泡温泉等生活方式是大部分现代人的生活写照，也是导致当今男性精液质量下降的重要因素。长期熬夜可造成机体出现系统慢性损害，引发免疫、代谢、生物钟紊乱、不育等系列健康问题。长期熬夜之人，气血不和，脏腑不和，而终耗伤肝肾阴精，是导致不育的重要因素之一。此外，精子的生成与发育离不开低温环境，常蒸桑拿浴与泡温泉等处于高温环境行为会影响精子的生成与发育，从而造成少弱精症及畸形精子症等精液质量下降。因此，为了良好的生育力，应规律起居，形成良好的生活方式。

（四）运动养生

古人调摄精神、强身健体的一些养生方法，如太极拳、八段锦、易筋经、五禽戏等，可增强身体素质，修养身心。《内经》中对体质健康与疾病预防、导引的论述蕴含着最早关于运动与疾病防治的思想。正所谓"流水不腐、户枢不蠹""动以养形""久坐伤肉，久卧伤气"之论述，说明经常运动有助于形体强健和机体的新陈代谢。但《内经》亦提出了因时而动的运动要求，并且提出"不妄作劳"的倡导，提倡运动要适度，避免"久立伤骨，久行伤筋"。运动不足，久坐少动，气血运行失畅，筋肉失于濡养，进而影响精子的生成与活力。

适量的有氧运动有助于保持睾丸温度、促进血液循环，同时减少体内自由基的产生和氧化应激的损伤，从而提高精子 DNA 完整性，提高精子数量和质量。但是，过度的运动和剧烈训练可能会导致睾丸温度升高，影响精子生成和发育，甚至影响精子质量。因此，在弱精子症治疗过程中，应该进行适度的运动，避免过度劳累和剧烈训练，如散步、慢跑、游泳、骑行等低强度运动，每周 2～3 次，每次 30～60 分钟为宜。需要注意的是，运动时弱精子症患者应穿着宽松舒适的衣服，以降低睾丸温度，并保持充足的水分摄入，避免脱水。若有必要，可在医生指导下配合药物治疗和其他治疗方法，以获得最佳的治疗效果。

（五）经穴按摩

用大鱼际按揉或掌摩小腹 5 分钟，以关元、中极等穴为重点。用大指按揉肾俞、八髎穴，再用小鱼际着力擦腰骶部，各 30 次。用大拇指指端着力按揉地机、血海、三阴交各 30 次。摩胸部 3 分钟，按揉中府、云门、章门、期门各 30 次。

第八章 女性生殖健康管理

在女性的一生中，月经和产后健康是两个至关重要的领域，不仅关系到女性的身体健康，更影响着女性的生活质量和心理状态。月经先期、月经后期、崩漏、闭经、痛经、带下病、产后腹痛、产后恶露不绝、产后大便难等常见的妇科问题，往往让女性朋友们感到困扰和无助。本章将深入探讨这些疾病的内在机制，揭示病因和病理过程，并从精神调摄、饮食调养、起居调护、运动养生、经穴按摩五个方面，提供全面的预防和调护策略。

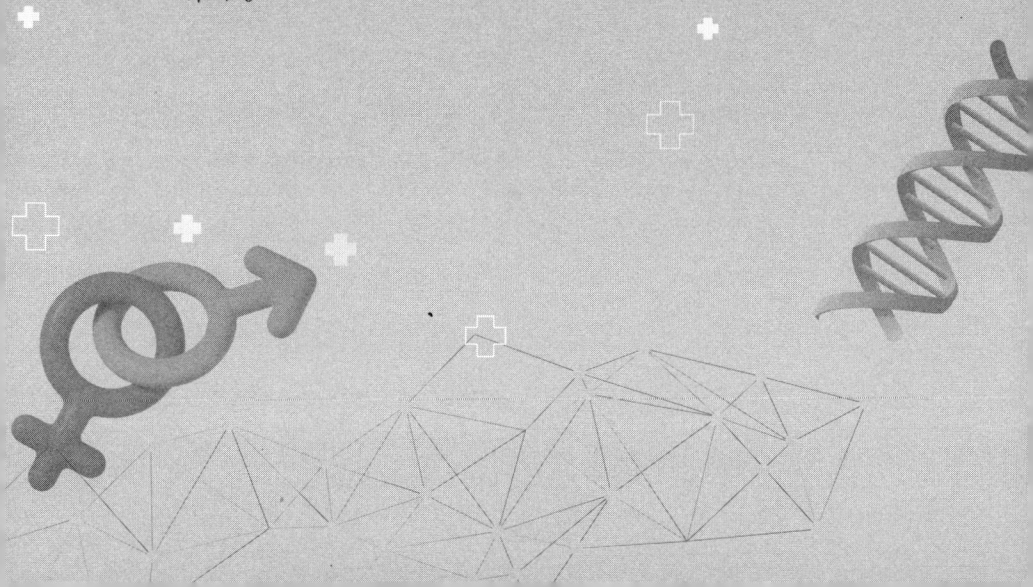

第一节　月经先期

一、概述

月经先期是指月经周期提前 7 天以上，甚至 10 余天一行，连续 3 个周期以上者，又称"经行先期""经早"。

偶尔一月的月经周期提前，也不必过于惊慌，可仔细回忆本周期的学习、工作、生活、饮食与心情是否不同于平时生活，可自行调整作息节奏后观察下个周期的月经来潮时间。

二、病因病机

本病的病因病机主要是气虚和血热。气虚不能摄血，血热可致经血妄行，故而月经提前。

（一）气虚

1. 脾气虚

体质素弱，或饮食失节，或劳倦思虑过度，损伤脾气，脾伤则统摄无权，冲任不固，经血失统，以致月经先期来潮。

2. 肾气虚

年少肾气未充，或绝经前肾气渐虚，或房劳多产，或久病伤肾，肾气虚弱，冲任不固，无法制约经血，遂致月经提前而至。

（二）血热

1. 阳盛血热

平素性格火暴、喜冷恶热，或过食辛辣燥热之品，或感受热邪，热扰冲任二脉及胞宫，迫血下行而致月经提前。

2. 阴虚血热

平素阴虚（表现为形体消瘦、口干舌燥、手足心热、大便干燥等），或失血伤阴，或久病阴亏，或多产房劳耗伤精血（生育后、绝经前），阴液亏损，虚热内生，热扰冲任，冲任不固则经血妄行，故月经周期提前。

3. 肝郁血热

平素抑郁，或情志内伤，肝气郁结，郁久化热，热扰冲任，经血妄行，故月经周期提前。

三、预防与调护

（一）精神调摄

平时要保持心情舒畅，情绪稳定。尽量控制剧烈的情绪波动，避免强烈的精神刺激，遇到压力事件要注意及时调整心态，找到正确的情绪发泄口，及时消除不良情绪。

（二）饮食调养

注意经前和经期忌食生冷寒凉之品，如雪梨、香蕉、马蹄、石花、地耳等。月经量多者不宜食用辛辣香燥之物，如肉桂、花椒、丁香、胡椒、辣椒等。宜多食富含维生素及优质蛋白的食物，如大米、包心菜、芹菜、牛奶、瘦肉等。

1.药茶

（1）莲子党参藕茶

食材：莲子 10 克，党参 10 克，藕片 10 片。

制法：将以上三味加适量水同煎。

服法：取汁代茶饮。

功效：健脾补气，养心安神。适用于气虚型月经先期。

（2）红糖绿茶

食材：绿茶 10 克，红糖 20 克。

制法：沸水泡取 1 杯浓茶汁，调红糖服饮。

服法：每日 2 次，连服数日，每日 1 剂。也可煎服。

功效：清热调经，止血。适用于血热、冲任不固所致的月经先期、量多。

2.药粥

（1）莲心薏苡仁枸杞粥

食材：莲子心 15 克，薏苡仁 15 克，枸杞子 9 克，大米适量。

制法：将前三味分别洗净，与淘洗干净的大米一同放入锅中，加水煮粥，先用大火煮沸，再改小火熬煮。

服法：早晚餐食用。

功效：健脾养心，益肝。适用于肝脾两虚之月经先期。

（2）芹菜牛肉末粥

食材：连根芹菜 120 克（切碎），熟牛肉末 10 克，大米 100 克。

制法：将芹菜与大米分别洗净，一同煮粥，待熟时加入牛肉末，稍煮即成。

功效：清热凉血，补虚。适用于血热型月经先期。

（三）起居调护

规律作息，做到少熬夜、不熬夜，减少疲劳，注意休息。

（四）运动养生

适宜的运动有利于益气调经，但要注意选择运动的时期。经期后冲脉、血海相对空虚，阴血不足，子宫处于修复的状态。通过经后期的蓄养，经间期肾中阴精逐渐充沛，冲任、血海阴血旺盛，在肾阳的鼓舞下，阴精化生阳气，阴阳气血相互转化的交接点最适合调节月经。这个时候女性运动不仅可以增强抵抗力，促进子宫的修复，还可以提高卵子的质量。但是应该避免拉扯小腹，尤其是引起腹压增加的运动，如立定跳远、仰卧起坐、长跑。可以进行的运动有瑜伽、慢跑和太极拳等。

（五）经穴按摩

取穴：气海、三阴交穴，配合太冲、太溪穴。日常按压5～15分钟。

第二节 月经后期

一、概述

月经后期是指月经周期延长7天以上，甚至3～5个月一行，连续出现3个周期以上者，亦称经行后期，经迟等。如延后3～5日，且无其他不适者，不作月经后期病论。如遇见一次延期，下次仍然如期来潮者；或青春期初潮数月内；或于围绝经期月经时有延后，无伴其他证候者，一般不属此病。相较于月经先期而言，月经周期后延在就诊前可先自行排除其他因素，如验孕棒自测是否怀孕等。

二、病因病机

本病主要发病机制是精血不足，或寒凝胞宫，或邪气阻滞，致冲任不充，血海不能按时满溢，遂致月经后期。

（一）肾虚

先天肾气不足，或房劳多产，或大病久病，使得肾虚精血亏少，血海无法按时满溢，故经行后期。

（二）血虚

体质素弱营血不足，或久病失血，或产育过多耗伤阴血，或脾气虚弱化生不足，使得营血亏虚，冲任不充，血海不能如期满溢，故月经周期延后。

（三）血寒

1. 虚寒

素体阳虚（怕冷畏寒，手足不温，喜热饮，小便清长，大便稀薄，面色苍白等），或久病伤阳，致使阳气不足，阴寒内生，不能温养脏腑，脏腑功能减弱，气血化生不足，血海满溢延迟，故月经推迟。

2. 实寒

经期或产后外感寒邪，或过食寒凉，血被寒凝，冲任阻滞，血海不能按时满盈，故周期后延。

（四）气滞

素多抑郁，气机阻滞不能载血前行故营血运行不畅，冲任阻滞，血海不能如期满溢，故周期延后。

（五）痰湿

素体肥胖，"胖人多痰湿"，或劳逸过度、饮食不节，损伤脾气致痰湿内生，滞于冲任，气血运行不畅，血海不能如期满溢，故周期延后。

三、预防与调护

（一）精神调摄

注意保持心情舒畅，避免忧思郁怒，损伤肝脾，或者七情过极，损伤冲任。适值经期应重视情志调畅，放松心情，消除烦恼、紧张、忧郁、恐惧等心理，改变固执、嫉妒的性格，使气血条达，顺利度过月经期。

（二）饮食调养

月经后期患者应遵循定时定量、少食多餐、清淡营养易消化等原则，禁忌暴饮暴食或过食肥甘厚腻、生冷寒凉、辛辣香燥之品，虚者还不宜食菱角、茭笋、冬瓜、芥蓝、蕨菜、黑木耳、兔肉、火麻仁等损伤脾胃或肾气之物。

1. 药茶

（1）山楂糖茶

食材：山楂 50 克，红糖 30 克。

制法：将山楂煎水去渣，冲红糖温服。

服法：每日 2 次。

功效：温阳化瘀。适用于血寒偏有瘀滞的月经后期。

（2）香附川芎茶

食材：香附子 9 克，川芎 9 克，红糖 60 克。

制法：将以上三味加水 3 碗，煎成 1 碗，去渣代茶饮。

服法：月经前每日 1 剂，连服 5 剂。

功效：开郁行气。适用于气滞型月经后期。

2. 药粥

（1）当归益母草粥

食材：当归、益母草各 10 克，大米 100 克，适量红糖。

制法：先将当归、益母草分别洗净，一同放入砂锅，加适量水，煎取浓汁，盛出待用。再将大米淘洗干净，放入砂锅，加适量水，用文火煨煮成稠粥，粥将成时兑入青皮、山楂浓煎汁，拌匀，继续煨煮至沸即成。

（2）薏苡仁芡实粥

食材：薏苡仁、芡实各 30 克，大米 100 克。

制法：将以上三味淘洗干净，一同入锅，加水适量，用大火烧开转用小火，熬煮成稀粥。

服法：每日服 1 剂，分数次食用，连服数日。

功效：祛湿化痰。适用于痰湿阻滞所致的月经后期。

（三）起居调护

根据气候环境变化，适当增减衣物，不宜触碰凉水，以免招致外邪、损伤气血。养成良好的生活作息习惯，避免长期熬夜。

（四）运动养生

生理状态下，经前期肾阴和肾阳皆充盛，冲任、胞宫、胞脉皆气血满盈，阴平阳秘。素体虚弱或邪气阻滞可导致月经延迟，前者经期应避免不必要的运动，以免正气耗损；后者经期可以做适当的有氧运动，如游泳、快走、打球，有利于调节内分泌功能，起到催经作用。反之，剧烈的运动会增加下丘脑和脑垂体的负担，使血中催乳素维持在高水平，体内雌激素水平下降，月经推迟。

（五）经穴疗法

1.针刺治疗

取三阴交、足三里、太冲、合谷（均双侧取穴），实寒者配天枢、神阙、子宫，虚寒者配命门、关元。仰卧位取穴，针刺得气后按补虚泻实法进行操作。留针20～30分钟。隔日针刺1次，3次为1个疗程。

2.按摩治疗

（1）寒凝型　推擦小腹两侧及腹股沟处，以热为度；双掌指捏、拿肩井穴肌肉5～10次，力量稍重；沿脐以掌分推环腹、腰1周，以热为度。

（2）气滞型　点按膻中穴1分钟；双掌从腋下向下推擦至腰髂部15～20次；双掌前后交替推擦胸腹部10～15次。

第三节　崩　漏

一、概述

崩漏是指崩中（经血非时暴下不止）和漏下（淋漓不尽）两种阴道出血状态，由于二者常相互转化，故称为崩漏。本病常见于青春期和更年期妇女，临床表现类似于西医学无排卵功能失调性子宫出血；育龄期妇女发生崩漏的临床表现，类似西医学的排卵性功能失调性子宫出血。需要注意的是，发现月经出血量不正常，尤以出血量多，出血时间久为特点，一定要及时就诊，避免出血过多引发的贫血危及生命安全。

二、病因病机

崩漏的病因较为复杂，可概括为热、虚、瘀三个方面。其主要发病机制是劳伤血气，脏腑损伤，血海蓄溢失常，冲任二脉不能约制经血，以致经血非时而下。

（一）血热

1. 属实热者

素体阳胜，肝火易动（脾气暴躁、喜冷恶热等）；或素性抑郁，郁久化火；或感受热邪，过服辛温香燥助阳之品，热伏冲任，扰动血海，破血妄行，故血崩暴下或淋漓不尽。

2. 属虚热者

素体阴虚（形体消瘦、口干舌燥、手足心热、大便干燥等），或久病失血伤阴，阴虚内热，虚火内炽，扰动血海，冲任不固则经血非时而下。

（二）肾虚

先天禀赋不足，天癸（肾气充盈时形成的极精微物质）

初至时冲任未盛；或育龄期房劳多产损伤肾气；或绝经期天癸渐竭，肾气渐虚，封藏失司，不能调摄和制约经血因而发生崩漏。

（三）脾虚

忧思过度，或饮食劳倦损伤脾气，脾气亏虚则统摄无权，冲任失固，故忽然暴下，或日久不止而成漏下。

（四）血瘀

情志所伤，肝气郁结，气滞血瘀；或经期、产后余血未尽，又感寒、热邪气，寒凝血脉或热灼津血而致血瘀，旧血不去，新血难安，故发为崩漏。

三、预防与调护

（一）精神调摄

注意保持心情舒畅，避免忧思郁怒，损伤肝脾，或者七情过极，损伤冲任。适值经期应重视情志调畅，放松心情，消除烦恼、紧张、忧郁、恐惧等心理，遇到压力事件要注意及时调整心态，找到正确的情绪发泄口，及时消除不良情绪。

（二）饮食调养

日常摄入含蛋白质丰富的食物，以增加营养。血热型适合的食物有茄子、黄瓜、苦瓜、苦菜、绿豆、苹果、梨、薏米、茶叶、马齿苋等；肾虚型适合的食物有黑芝麻、菠菜、牛奶、羊奶、羊肾、乌鸡、海参、鱼鳔、羊肉、鹿肉等；脾虚型适合的食物有栗子、糯米、花生、莲子、荔枝、驴肉等；血瘀型适合的食物有萝卜、荔枝、橘子、丝瓜、芹菜、油菜、墨鱼、花生、茴香等。

1. 药粥

（1）红米生地粥

食材：生地黄50克，红米100克，冰糖适量。

制法：先取生地黄，洗净后煎取药汁，与红米加水共煮，煮沸后加入冰糖，煮成稀粥。

服法：每日早晚空腹温热食之。

功效：清热生津，凉血止血。适用于血热崩漏，鼻衄及消化道出血等。

禁忌：此粥不宜长期食用（症状消失即止）。服用期间，忌吃葱白、韭白、薤白及萝卜。

（2）山药山萸粥

食材：山萸肉60克，山药30克，粳米100克，白糖适量。

制法：将山萸肉、山药煎汁去渣，加入粳米、白糖，煮成稀粥。

服法：每日分2次，早晚温热食之。

功效：补肾敛精，调理冲任。适用于肾虚型崩漏。

禁忌：因热致病者忌服。

2. 食疗

（1）玉米须炖瘦肉

食材：玉米须 30 克，猪瘦肉 120 克，精盐、味精适量。

制法：玉米须、瘦肉清蒸至肉熟，调味后服用。

服法：佐餐食用。

功效：补中益气，清血热。适用于血热型崩漏。

（2）乌贼骨炖鸡肉

食材：乌贼骨 30 克，当归 30 克，鸡肉 100 克，精盐、味精适量。

制法：乌贼骨打碎，当归切片，鸡肉切丁，装入陶罐内加清水 500 毫升，精盐适量，上蒸笼蒸熟即可食用。

服法：佐餐食用。

功效：益气温中，收涩止血。适用于血虚型崩漏。

（3）益母草炒荠菜

食材：鲜益母草、鲜荠菜、生油各 30 克。

制法：鲜益母草、鲜荠菜洗净切段。铁锅置旺火上，注入生油，待油烧熟后下鲜益母草、鲜荠菜炒熟。

服法：1 日分 2 次食。

功效：活血破血，调经解毒。适用于因血热或瘀血而致的崩漏。

（三）起居调护

根据气候环境变化，适当增减衣物，不宜触碰凉水，以免招致外邪、损伤气血。养成良好的生活作息习惯，避免长期熬夜。注意劳逸结合，不参加重体力劳动，尽量少做剧烈运动，保持充足的睡眠和精神的愉悦。

（四）运动养生

运动有利于调节下丘脑－垂体－卵巢轴，增强机体免疫力。血瘀引起崩漏者，蹲起、仰卧起坐有利于瘀血排出，素体虚弱者避免剧烈的运动。

（五）艾灸疗法

血热型：选三阴交、血海、隐白、曲池穴；肾虚型：选肾俞、关元、子宫、三阴交穴；脾虚型：选气海、膈俞、百会、足三里、隐白穴；血瘀型：选中极、气冲、隐白、三阴交、血海、膈俞穴。将艾条点燃，在离皮肤适度的地方灸各穴，可用雀啄灸或回旋灸。每穴灸5分钟，以感觉温热内渗为度，每天灸1次，7天为1个疗程。

第四节　闭　经

一、概述

西医将闭经分为原发性闭经和继发性闭经两类。原发性闭经是指女性年逾 16 岁，虽有第二性征发育但无月经来潮；或年逾 14 岁，尚无第二性征发育及月经。继发性闭经指月经来潮后停止 3 个周期或 6 个月以上。

妊娠、哺乳和围绝经期，或月经初潮后 1 年内发生月经停闭，不伴有其他不适症状者，不做闭经论。因先天性生殖器官发育异常，或后天器质性损伤而闭经者，药物治疗很难奏效，不属于此次讨论范围。

二、病因病机

闭经的病因病机首分虚实两类。虚者多因精血匮乏，冲任不充，血海空虚，无血可下；实者多为邪气阻隔，冲任瘀滞，脉道不通，经不得下。

（一）肾虚

早婚多产，房事不节；或久病伤肾，致肾精亏损而血少，肾气虚弱而气衰，冲任不充，血海不能满盈，故经闭。

（二）脾虚

平素脾胃虚弱，或饮食劳倦，或忧思过度，损伤脾胃，致气血生化乏源，冲任空虚，血海不能满盈，故月经停闭数月。

（三）精血亏虚

素体精血亏虚，或大病久病，营阴耗损，冲任气血衰少，血海不能满溢故月经停闭。

（四）气滞血瘀

素性抑郁，或七情所伤，肝气郁结，久则气滞血瘀，冲任瘀阻，胞脉不通，故经血停闭不行。

（五）寒凝血瘀

经期或产后感受寒邪，或过食生冷，或淋雨涉水，致寒湿之邪客于冲任，与血相搏，血被寒凝而瘀塞，冲任瘀阻而血海不能满盈，故经闭不行。

（六）痰湿阻滞

素体肥胖，或饮食劳倦，脾失健运，内生痰湿下注冲任，壅遏血海，经血不能满溢，故经闭不行。

三、预防与调护

（一）精神调摄

保持心情舒畅，避免过度精神紧张，减少精神刺激，尽量控制剧烈的情绪波动，避免强烈的精神刺激，遇到压力事件要注意及时调整心态，找到正确的情绪发泄口，及时消除不良情绪。

（二）饮食调养

调节饮食，增加饮水量，注意蛋白质等营养物的摄入，避免过分节食或减肥，造成营养不良引发本病，也要减少咖啡因和酒精的摄取。闭经属虚证者，宜多食滋补之物，如羊肉、墨鱼、瘦猪肉、龙眼肉、核桃、枸杞、山药等。若属实证者，饮食应清淡，宜食能活血通经之物，如山楂、油菜、泽兰、月季花等。而闭经者不宜食用生冷肥腻之物和不利于生养精血之物，如大蒜、绿茶、白萝卜、咸菜、冬瓜等。

1. 药茶

（1）当归益母草茶

食材：当归8克，益母草10克。

制法：将上述药材清洗干净，沸水冲泡或以水煎服。

服法：代茶饮，每日1～2剂。

功效：化瘀养血，活血调经。适用于血虚、血瘀型闭经。

（2）玫瑰月季花茶

食材：玫瑰花、月季花各9克，红茶3克。

制法：以沸水冲泡，盖浸10分钟即成。

服法：每日1剂，多次温服，连服数日。

功效：活血祛瘀，理气止痛。适用于气滞血瘀型闭经。

（3）红糖姜枣茶

食材：红糖 100 克，生姜 15 克，红枣 100 克。

制法：用水煎服，取汁。

服法：每日 1 剂，代茶温服。连续服用经行即止。

功效：养血益气，温中祛寒。适用于血虚寒凝所致的闭经。

2. 药粥

（1）桃仁红糖粥

食材：桃仁 5 克，粳米 50 克，红糖适量。

制法：将桃仁去皮尖，用水研成汁，再与淘洗干净的粳米及红糖一起放入砂锅，加适量水煮成稀粥。

服法：每日 1 剂，1 周为 1 个疗程。若用于通经，应于月经前 5 日开始服用。

功效：活血通经，止咳平喘。适用于闭经。

禁忌：怀孕及大便稀薄者不宜服用。

（2）墨鱼香菇粥

食材：干墨鱼 1 只，粳米 100 克，水发香菇 50 克，猪肉 30 克，调料适量。

制法：干墨鱼去骨后用热水泡发，切丁；粳米淘洗干净下锅，再加猪肉、香菇煮成粥，加味精、盐、胡椒粉调味食用。

服法：佐餐食用。

功效：益气调经，美肤助颜。适用于闭经、白带多者。

3. 药汤

（1）薏苡煎

材料：薏苡仁、薏苡根各 30 克。

制法：薏苡仁、薏苡根切小段水煎，去渣后温服。

服法：早晚空腹饮之，连用 10 余剂。

功效：利湿去浊，引血下行。适用于痰浊阻滞之闭经，尤其肥胖者。

（2）猪蹄葵梗煎

材料：猪蹄 250 克，向日葵梗 10 克。

制法：猪蹄处理干净后放入砂锅，文火炖烂后加入向日葵梗，煮沸后熬成浓汁，去渣后温服。

服法：每日 2 ～ 3 剂，每次 20 ～ 30 毫升。

功效：活血化瘀，行气通经。适用于瘀血型闭经。

（三）起居调护

根据气候环境变化，适当增减衣物，不宜触碰凉水，以免招致外邪、损伤气血。养成良好的生活作息习惯，避免长期熬夜，保持合理的作息时间。

（四）运动养生

很多患者闭经的同时伴有肥胖，通过运动控制体重，对闭经有改善作用。闭经患者多有雌激素水平下降，运动有利于调节激素水平。实证闭经尤适合做跳绳和仰卧起坐，虚证闭经适合慢跑和睡前做健身操。

（五）耳穴疗法

可选内分泌区、内生殖器区、皮质下区、肝区、脾区、肾区。每次选 2～4 穴，王不留行籽贴敷，每日用拇指、示指按压耳穴 3～4 次，至耳郭潮红，3 天换贴 1 次，一般 3～5 次为 1 个疗程。或毫针中度刺激。

（六）刮痧疗法

1. 气血瘀滞

可选气海、行间、血海、子宫穴，采用泻法（刮痧按压力大，速度快，刺激时间较短）刮上穴各 10～15 遍，从下到上循肝经循行路线刮拭 6 次。平时坚持治疗，每 10 天为 1 个疗程，3 个疗程后休息 1 周，再继续治疗。

2. 肾阳虚

可用补法（刮痧按压力小，速度慢，刺激时间长）从上到下刮督脉 9 次，从上到下沿肾经腹部循行路线刮拭 10～15 遍，用力刮拭肾俞、脾俞、肝俞、关元、三阴交、涌泉穴，每穴 10～15 次。每天 1 次，7 天为 1 个疗程，可以坚持 3 个疗程。

第五节 痛 经

一、概述

痛经指妇女正值经期或经行前后,出现周期性小腹疼痛,或伴腰骶酸痛,甚至剧痛晕厥,影响正常工作及生活的疾病,亦称"经行腹痛"。本病的临床特征为伴随着月经周期而发作,表现为小腹疼痛,或伴腰骶酸痛。而异位妊娠、先兆流产,或卵巢囊肿蒂扭转等病证导致的下腹痛,不属于本病讨论范围。

二、病因病机

痛经病因有生活所伤、情志不和、六淫为害,痛经的病位在冲任与胞宫,其发生与冲任、胞宫的周期性生理变化密切相关。病因病机可概括为"不荣则痛"或"不通则痛",其证重在明辨虚实寒热。若素体肝肾亏损,气血虚弱,经期前后,血海满而溢泄,气血骤虚,冲任、胞宫失养,故"不荣则痛";若由于肝郁气滞、寒邪凝滞、湿热郁结等因素导致的瘀血阻络，客于胞宫，损伤冲任，气血运行不畅，故"不通而痛"。

（一）寒凝血瘀

经期或产后感受寒邪，或过食生冷，或迁居寒冷之地，寒邪客于胞宫，血被寒凝，瘀滞冲任，血行不畅，故经前或经期小腹冷痛。

（二）气滞血瘀

素性抑郁，忧思郁怒，肝失条达，冲任气血郁滞，经血不利，故经前或经期小腹胀痛拒按。

（三）湿热蕴结

素体湿热内蕴，或经期、产后调养不慎复感湿热邪气，湿热蕴结冲任，阻滞气血运行，经前或经期气血下注冲任，加重气血壅滞，故见小腹疼痛或胀痛。

（四）气血虚弱

平素脾胃虚弱，或大病久病，或失血过多，气血不足，冲任亦虚，经行之后，血海更虚，故冲任、胞宫失于濡养而发病。

（五）肝肾亏损

房劳多产，或久病耗损，致肾气虚损，精血本已不足，经期或经后，血海更虚，胞宫、冲任失养，故发为痛经。

三、预防与调护

（一）精神调摄

应提高对月经生理的认识，避免精神紧张而造成恐惧心理。注意保持心情舒畅，避免忧思郁怒，损伤肝脾，或者七情过极，损伤冲任。适值经期应重视情志通畅，放松心情，消除烦恼、紧张、忧郁、恐惧等心理，遇到压力事件要注意及时调整心态，找到正确的情绪发泄口，及时消除不良情绪。

（二）饮食调养

少吃刺激性食物和生冷食品，多食用温性的食物。可在经期前多喝红糖姜茶，多吃一些富含铁元素的食物，例如动物的肝脏、樱桃等。

1. 药茶

（1）玫瑰花茶

食材：玫瑰花 15 克。

制法：沸水冲泡。

服法：代茶频饮。

功效：理气解郁，和血散瘀。尤适用于肝郁气滞型痛经。

（2）四花茶

食材：月季花 3 克，凌霄花 3 克，玫瑰花 3 克，桂花 3

克，红糖适量。

制法：沸水冲泡 5 分钟。

服法：代茶温饮。

功效：活血祛瘀，理气止痛。适用于血瘀型痛经。

2. 药粥

胡桃枸杞粥

食材：胡桃肉 300 克，板栗仁 150 克，粳米适量，枸杞子 150 克。

制法：前三味入锅先煎，枸杞子后下，共煮成粥。

服法：经期食用。

功效：滋肾补肝，强腰益冲。适用于经净腰酸，小腹隐痛属肝肾虚者。

3. 药汤

葵花盘糖煎

食材：葵花籽盘（干品）80 克、红糖 30 克。

制法：将葵花籽盘加水煎汤，去渣取汁，入红糖搅拌。

服法：每日 1 剂，于经前、经期服用。

功效：通经，祛瘀，止痛。适用于血瘀型痛经。

（三）日常护理

注意经期的卫生和腹部保暖，可在腹部放置热敷垫或热水袋。根据气候环境变化，适当增减衣物，不宜触碰凉水，以免招致外邪、损伤气血。养成良好的生活作息习惯，避免长期熬夜，规律作息，做到少熬夜、不熬夜，减少疲劳，注意休息。

（四）运动养生

进行适当的运动和锻炼，尤其是在月经来临前一周保持每天 40 分钟以上的运动，可适度练习瑜伽等。气滞、寒凝、湿热所致痛经为实证痛经，正所谓"不通则痛"，可以通过适度的有氧运动，促进血液循环，使气血运行通畅，帮助盆腔肌肉收缩和放松，有利于经血顺利排出，从而改善痛经。经期前后也要坚持运动，如每天快走 30 分钟，一些特殊的瑜伽运动，无极式站桩等，改善盆腔内血液循环，减少盆腔内充血。气血虚弱、肝肾亏虚所致痛经，为"不荣则痛"，痛经发作时可做缓慢爬行运动，配合有节律的呼吸。

（五）经穴疗法

1. 隔药艾灸

取关元、曲骨、子宫穴（重者配合三阴交）。赤芍、白芍、甘草按 2 : 2 : 1 的比例研成细末，过筛，用甘油调成药饼，厚度如硬币，上扎数个小孔，分别置于各穴。再将艾条点燃后施灸，灸距由远而近以患者感温热无疼痛为度。边灸边注意有无灼痛不适，严防烫伤。每穴灸 10 ~ 20 分钟，或视艾条燃下 1 寸为止。6 天为 1 个疗程。

2. 膏药贴敷

选关元、神阙、中极、气海、肾俞、足三里、三阴交穴。将艾附暖宫膏、消炎镇痛膏剪成一寸大小，贴于上穴。一般在月经期第一天开始贴，隔天换药，共贴 3～5 天。

3. 穴位按摩

选合谷、三阴交穴，以食指指腹用力点按，以有酸麻重胀感为度。也可在地机穴周围扪按，寻找敏感点，再用拇指指腹由轻到重按压敏感点，持续 1 分钟，痛经感会很快得到缓解。

4. 耳穴疗法

主穴选子宫区、内分泌区、神门区，配穴选交感区、皮质下区、心区、肝区、肾区。根据个人情况选取 3～5 穴，以王不留行籽耳穴贴贴压，手指用力按压刺激，耳郭充血发热效果更佳。

5. 针灸疗法

（1）实证　毫针泻法，寒邪甚者可用艾灸。主穴有三阴交、中极。配穴：寒凝加归来、地机；气滞加太冲；腹胀加天枢、气海穴；胁痛加阳陵泉、光明；胸闷加内关。

（2）虚证　毫针补法，可加用灸法。主穴有三阴交、足三里、气海。配穴：气血亏虚加脾俞、胃俞；肝肾不足加太溪、肝俞、肾俞；头晕耳鸣加悬钟。

（六）足浴药疗

血瘀型用五灵脂、香附、元胡、当归各 20 克，赤芍 15 克，桃仁、没药各 10 克；气滞型用香附 30 克，柴胡 10 克；血虚型用当归、益母草各 10 克。根据个人情况准备药材，将其浸泡 5 ～ 10 分钟，煎取汁，倒入浴盆中，待温度适宜时足浴。每天 2 次，每次 15 ～ 20 分钟。可于经前 1 周开始，连用 2 ～ 3 个月经周期。

第六节　带下病

一、概述

带下病是指带下量明显增多或减少，色、质、气味发生异常，或伴全身或局部症状者。带下量明显增多称为带下过多；带下明显减少称为带下过少。在月经前后、排卵期、妊娠期带下增多而无其他不适者，以及绝经前后白带量减少者，为生理性带下，不作病论。另外，带下过少常作为临床中各疾病的一个伴随症状，故在此不详细介绍。

二、病因病机

带下过多系湿邪为患，而脾肾功能失常是发生的内在因素，感受湿热、湿毒之邪是重要的外在病因。任脉不固、带脉失约是带下过多的核心病机。

（一）脾虚

饮食不节，劳倦过度，或忧思气结，损伤脾气，脾气虚弱，运化失司，湿邪下注，损伤任带，使任脉不固，带脉失约，故带下量多。

（二）肾阳虚

房劳多产，或久病伤肾，致肾阳不足，命门火衰，封藏失职，阴液滑脱而下，故带下量多。

（三）阴虚夹湿热

年老久病，真阴渐亏，或房事不节，损伤肾阴，相火偏旺，损伤血络，又复感湿热之邪，伤及任带二脉，故带下量多。

（四）湿热下注

素体脾虚，湿浊内生，郁久化热，湿热蕴结于下，损伤任带二脉，故带下量多。

（五）湿毒蕴结

月经期或产后胞脉空虚，或房事不禁，或手术损伤后，感染湿毒之邪，损伤任带，湿热蕴结于下，故带下量多。

三、治疗

（一）治疗原则

治疗以祛湿止带为基本原则。

（二）药物治疗

1. 辨证论治

（1）脾虚证

临床表现：带下量多，色白，质地稀薄，如涕如唾，无臭味；常伴有面色萎黄或㿠白，神疲乏力，少气懒言，倦怠嗜卧，纳少便溏。舌体胖质淡，边有齿痕，苔薄白或白腻，脉细缓。

治法：健脾益气，升阳除湿。

方剂：完带汤（《傅青主女科》）。

药物：人参、白术、白芍、山药、苍术、陈皮、柴胡、荆芥穗、车前子、甘草。

（2）肾阳虚证

临床表现：带下量多，色淡，质清稀如水，绵绵不断；常伴有面色晦暗，畏寒肢冷，腰背冷痛，小腹冷感，夜尿频，小便清长，大便溏薄。舌质淡，苔白润，脉沉迟。

治法：温肾助阳，涩精止带。

方剂：内补丸（《女科切要》）。

药物：鹿茸、肉苁蓉、菟丝子、沙苑子、肉桂、制附子、黄芪、桑螵蛸、白蒺藜、紫菀茸。

（3）阴虚夹湿热证

临床表现：带下量较多，质稍稠，色黄或赤白相兼，有臭味，阴部灼热或瘙痒；常伴有五心烦热，失眠多梦，咽干口燥，头晕耳鸣，腰酸腿软。舌质红，苔薄黄或黄腻，脉细数。

治法：滋阴益肾，清热祛湿。

方剂：知柏地黄丸（《医宗金鉴》）加芡实、金樱子。

药物：知母、黄柏、牡丹皮、熟地黄、山茱萸、怀山药、泽泻、茯苓、芡实、金樱子。

（4）湿热下注证

临床表现：带下量多，色黄或呈脓性，气味臭秽，外阴瘙痒或阴中灼热；常伴有全身困重乏力，胸闷纳呆，小腹作痛，口苦口腻，小便黄少，大便黏滞难解。舌质红，舌苔黄腻，脉滑数。

治法：清热利湿止带。

方剂：止带方（《世补斋医书》）。

药物：猪苓、茯苓、车前子、泽泻、茵陈、赤芍、牡丹皮、黄柏、栀子、川牛膝。

（5）湿毒蕴结证

临床表现：带下量多，色黄绿如脓，或五色杂下，质黏稠，臭秽难闻；常伴小腹或腰骶胀痛，烦热头昏，口苦咽干，小便短赤或色黄，大便干结。舌质红，苔黄腻，脉滑数。

治法：清热解毒，利湿止带。

方剂：五味消毒饮（《医宗金鉴》）加土茯苓、薏苡仁、黄柏、茵陈。

药物：蒲公英、金银花、野菊花、紫花地丁、天葵子、土茯苓、薏苡仁、黄柏、茵陈。

2. 中成药

（1）定坤丹　每次 3～7g，每日 2 次，口服。适用于气血两虚证。

（2）妇康炎胶囊　每次 3 粒，每日 2 次，口服。适用于湿热下注证、湿毒蕴结证。

（3）参苓白术散　每次 6～9g，每日 2～3 次，口服。适用于脾虚证。

（4）知柏地黄丸　每次 8 丸，每日 3 次，口服。适用于阴虚夹湿热证。

（5）金匮肾气丸　每次 4～5g（20～25 粒），大蜜丸每次 1 克，每日 2 次，口服。适用于肾阳虚证。

3. 西药

（1）滴虫性阴道炎　可用甲硝唑。

（2）外阴阴道假丝酵母菌病　可用咪康唑栓剂、克霉唑栓剂、制霉菌素栓剂等。

（3）细菌性阴道病　可用乳酸菌活菌阴道制剂，或用克林霉素软膏阴道涂抹用药，或用甲硝唑等。

四、预防与调护

（一）精神调摄

平时要保持心情舒畅，情绪稳定。尽量避免剧烈的情绪波动和强烈的精神刺激，遇到压力事件要注意及时调整心态，找到正确的情绪发泄口，及时消除不良情绪。

（二）饮食调养

日常饮食宜清淡，注意营养，多食用新鲜水果及蔬菜，尽量避免辛辣、有刺激性的食物，戒烟，限酒。

1. 药茶

丝瓜饮

食材：老丝瓜 1 个，白糖 10 克。

制法：将老丝瓜洗净，放入锅中，加水适量，煎煮 15 分钟，去渣取汁，调入白糖。

用法：代茶饮，不拘时服用。

功效：清热解毒。

2. 药粥

（1）山药山茱萸粥

食材：山药 20 克，山茱萸 15 克，大米 50 克。

制法：将山药、山茱萸、大米一同放入锅内，加水 500 毫升，同煮为稀粥。

用法：早、晚餐食用。

功效：滋阴降火，杀虫止痒。

（2）马齿苋黄花粥

食材：马齿苋 30 克，黄花菜 30 克。

制法：将上两味洗净，放入锅内，加水适量，大火煮沸后，再用小火熬煮 30 分钟。

用法：凉后食用。

功效：清热利湿解毒。

（三）起居调护

1. 平时注意个人卫生

保持外阴部清洁干燥，尤其在经期、孕期、产褥期，每日清洗外阴、更换内裤。

2. 穿着舒适

穿着宽松、透气的全棉内裤，内裤需与其他衣物分开洗涤，洗后在太阳下暴晒，不宜阴干。勿穿塑身或紧身内衣裤，以免过紧内衣使阴道局部温度及湿度增高，闷热的环境易滋生真菌细菌等微生物。

3. 正确使用卫生用品

非经期勿用卫生护垫。

4. 注意个人卫生用品安全

不与他人共用毛巾、浴巾，提倡淋浴，避免盆浴。

5. 外阴的护理

房事后及时清洗外阴，既能防止感染湿热之邪，又能防止分泌物刺激。清洗外阴时，应用温水自前向后清洗，以免洗过肛周的污水倒流回阴部，从而使阴部受到感染。避免频繁使用清洁剂或洗剂冲洗外阴、阴道，以免破坏阴道的自身防御机制，引起菌群失调，导致邪毒入侵。

6. 勿长期久坐

勿长期久坐，以免阴部透气不良、血液循环受阻，发生感染。

7. 治疗原发病

妇科肿瘤、急慢性盆腔炎患者应积极针对其病因治疗，不宜单纯治疗带下症。

（四）运动养生

中医治疗八法"汗、吐、下、和、温、清、消、补"。其中，汗法是通过发汗祛邪。带下病多由湿邪蕴结，运动可以促进汗液的排出，祛除湿邪。跳绳、跑步、打球等运动可使机体大量排汗，促进新陈代谢，增强体质。

（五）经穴按摩

艾灸治疗：主穴选阴陵泉、丰隆、带脉等。湿热下注证加行间、丘墟；肾阳虚证加肾俞、关元、命门、太溪；脾虚证加脾俞、足三里、隐白、太白。

（六）中药熏洗

1.蛇床子、百部、土槿皮、川椒、枯矾各20g，浓煎后熏洗患处。适用于阴道瘙痒、白带多者。

2.蛇床子、川椒、明矾、苦参、百部各20g，患处熏洗5分钟左右后再坐浴。适用于带下过多、瘙痒厉害者。对于阴部溃烂者，去川椒。

第七节　产后腹痛

一、概述

产后腹痛是指产妇在产褥期（分娩直到子宫恢复到正常大小所需的时间），发生与分娩或产褥有关的小腹疼痛，又称

"儿枕痛""儿枕腹痛""产后腹中痛"等。孕妇分娩后，由于子宫的缩复作用（经过反复的收缩，子宫体部的肌纤维越来越短），小腹呈阵阵作痛，于产后 1～2 日出现，持续 2～3 天自然消失，属生理现象，一般不需要治疗。若腹痛阵阵加剧，难以忍受，或腹痛绵绵，疼痛不已，需引起重视，及时就诊。

二、病因病机

本病主要病机是气血运行不畅，不荣则痛，或不通则痛。

（一）气血两虚

素体气血亏虚，又因产时或产后失血过多，子宫失养，"不荣则痛"，故小腹隐隐作痛，数日不止。

（二）瘀滞子宫

产后情志不畅，肝气郁结，疏泄失常，瘀滞冲任，胞脉不通，故小腹疼痛拒按。

（三）寒凝血瘀

产后感寒饮冷，寒邪客于胞中，血被寒凝，气血运行不畅，"不通则痛"，故小腹冷痛。

三、预防与调护

（一）精神调摄

注意保持心情舒畅，避免忧思郁怒，损伤肝脾，或者七情过极，损伤冲任。避免强烈的精神刺激，遇到压力事件要注意及时调整心态，找到正确的情绪发泄口，及时消除不良情绪。

（二）饮食调养

饮食有节，适宜温性食物，避免进食寒凉食物。

1. 药茶

（1）生姜焦山楂茶

食材：生姜3克，焦山楂30克，红糖30克。

制法：上述材料加适量水煎煮，连煎2次，去渣取汁，将2次药汁合并。

用法：每日1剂，分2次服。

功效：温通散寒，祛瘀止痛。适用于寒凝血瘀引起的产后腹痛。

（2）益母草姜枣茶

食材：生姜30克，益母草50克，大枣20克，红糖

15 克。

制法：将上几味加适量水，水煎取汁。

用法：代茶饮，每日 1 剂，连服数日。

功效：活血散瘀，通络止痛。适用于血瘀、血虚引起的产后腹痛。

2. 药粥

（1）山药羊肉粥

食材：生山药 50 克，精羊肉 100 克，大米 100 克。

制法：将生山药与精羊肉分别加水煮至极烂，剁成泥状，然后与羊肉汤相和，并放入洗净的大米煮粥。

用法：空腹温热食用。

功效：益气补虚，温中暖下。适用于寒凝型产后腹痛。

（2）芪枣粥

食材：黄芪 20 克，大枣 100 枚，大米 100 克。

制法：将黄芪、大枣洗净，用纱布扎好，和淘洗干净的大米一并放入锅中，加适量水。用中火熬煮约 45 分钟。至粥熟，去除药袋，即可食用。

用法：早、晚分食。

功效：补益气血。适用于血虚型产后腹痛。

3. 菜肴

（1）鱼鳞胶

食材：鲤鱼鳞 200 克。

制法：将鱼鳞洗净，加水适量，文火熬烂至胶冻状。

用法：每次 60 克，黄酒冲化温服，每日 2 次。

功效：祛瘀生新，活血养血。适用于产后之瘀血腹痛。

（2）三七蒸鸡

食材：仔母鸡胸脯肉 250 克，三七粉 15 克，冰糖适量。

制法：将鸡肉片、三七粉、冰糖拌匀后，隔水蒸熟。

用法：1 日内分 3 次食用。

功效：补虚。适用于产后虚性腹痛。

（三）起居调护

1. 保持心情愉快

避免各种精神刺激因素，以助气血运行。

2. 注意防风保暖

尤其要保护下腹部，忌用冷水洗浴。

3. 注意休息

卧床休息，保证充足睡眠，避免久站久坐。产后定时半坐位或侧卧位休息帮助瘀血排空，宜早期下床活动。

4. 及时排尿

有尿意应及时排尿，不要让膀胱经常处于过度充盈的状态。

（四）运动养生

产后气血亏虚所致腹痛宜卧床休息，配合被动运动，陪护者可按摩产妇肩背、上肢、下肢。气血瘀滞所致腹痛，宜下床慢走，有利于恶露排出和子宫复旧，或每天 3 组仰卧起坐，一组 10 次。

（五）经穴按摩

产妇取仰卧位，医者用掌揉法在小腹部反复施术 3 ～ 5 分钟；指压神阙、气海、关元、中极穴各 3 ～ 5 分钟；指压血海、三阴交穴各 3 ～ 5 分钟。取俯卧位，医者用指柔法揉肾俞、肝俞、八髎穴，反复施术各 3 ～ 5 分钟。

（六）敷贴疗法

1. 食盐 500 克，小茴香 30 克，共炒热，分装 2 个布袋，交替熨小腹。

2. 当归 20 克，生姜、川芎各 12 克，桃仁 8 克，乳香 12 克，桂枝 20 克。将上药研末，或煎后取汁，调拌凡士林，或熬炼成膏剂，外敷小腹部。适用于血瘀证。

3. 蒲黄、炒五灵脂各 60 克，共为末，以醋熬膏敷小腹。适用于血瘀证。

第八节　产后恶露不绝

一、概述

　　产后恶露持续 10 天以上，仍淋漓不净者，称为产后恶露不绝，又称产后恶露不止。西医学中因产后子宫复旧不全、胎盘胎膜残留、子宫内膜炎所致晚期产后出血及中期妊娠引产、人工流产、药物流产后表现为恶露不尽者，可参考产后恶露不绝中医辨证论治。

二、病因病机

　　恶露出于胞中，乃血所化，而血源于脏腑，注于冲任。本病发病机制主要为胞宫藏泻失度，冲任不固，气血运行失常。

（一）气虚

　　素体气虚（常有动则气喘，喜静恶动，少气懒言等），复因产时气随血耗，或产后操劳过早，致中气不足，冲任不固，血失统摄，故恶露日久不止。

（二）血热

素体阴虚，又因产后耗血伤津，营阴更亏，阴虚则内热，或产后情志不畅，肝气不舒，气郁化热，或产后感受热邪，致热扰冲任，迫血妄行，故恶露日久不止。

（三）血瘀

产后胞宫、胞脉空虚，寒邪乘虚而入，血被寒凝，结而成瘀，或情志所伤，气滞而血瘀，致瘀血阻滞冲任，新血不得归经，故恶露淋漓不净。

三、预防与调护

（一）精神调摄

保持心情舒畅，防止情绪激动，遇到压力事件要注意及时调整心态，找到正确的情绪调节方式，及时消除不良情绪。

（二）饮食调养

产后不宜立即大补，以免体内恶露不尽。当恶露逐渐减少时，应在食谱中增加强肾之物，以改善因排恶露而出现腰酸背痛、四肢酸软等不适症状。

1. 药茶

（1）山楂红糖水

食材：山楂 50 克，红糖 25 克。

制法：先将山楂洗净，水煎去渣，取汁 50 毫升，加入红糖调味。

用法：每日温服 1 剂，连服 5～7 日。

功效：活血化瘀。适用于血瘀型产后恶露不净。

（2）赤豆冬瓜皮茶

食材：赤小豆 20 克，冬瓜皮 10 克。

制法：将赤小豆、冬瓜皮放入砂锅中，加适量水煎煮，去渣取汁。

用法：代茶频饮，连服 5 日。

功效：凉血止血。适用于血热型产后恶露不净。

2. 药粥

苦瓜粥

食材：苦瓜 20 克，大米 100 克，白糖适量。

制法：将苦瓜洗净切片，和淘洗干净的大米一同放入锅中，加适量水。用大火煮沸后，再用中火熬制约 40 分钟。至粥熟，加入适量白糖即可食用。

用法：早、晚分食。

功效：清热解毒。适用于血热型产后恶露不净。

3. 药膳

益母草红糖鸡蛋汤

食材：益母草 30 克，鸡蛋 2 枚，红糖 50 克。

制法：将益母草装入纱布袋中，扎紧口，置砂锅中，加清水适量，旺火煎煮 20 分钟，打入鸡蛋。加红糖，改文火煨 40 分钟。

用法：吃蛋，饮汤。每日 1 ～ 2 剂。

功效：活血化瘀，养血补气。适用于瘀血内阻及气血虚弱引起的产后恶露不净。

（三）起居调护

1. 注意休息

分娩后应适当卧床休息。

2. 注意阴部卫生

每天用温开水或 1∶5000 高锰酸钾液清洗外阴部。使用柔软消毒卫生纸，勤换卫生巾和内裤，降低邪毒侵入机会。

3. 保持室内空气流通

同时要注意保暖，防止受凉。

4. 合理运动

恶露减少，身体趋向恢复时，可鼓励产妇适当起床运动，有助于气血运行及胞宫余浊的排出。

5. 禁忌

产后 50 天内禁止房事。

（四）运动养生

恶露出于胞中，为血所化，虚则补之，实则泻之。虚证恶露不绝要避免过度劳累，体力允许的情况下，可练习中医功法，八段锦、五禽戏、易筋经等，配合呼吸，培育真气。实证恶露不绝可做小腹牵拉运动，如仰卧起坐、引体向上、坐位体前屈，促进恶露排出。另外，用于锻炼盆底肌的凯格尔运动（会阴收缩运动或骨盆运动）也可改善恶露不绝的症状。一般刚开始锻炼时每次 3 ~ 5 分钟，每天 2 ~ 3 次。

（五）经穴按摩

1. 子宫按摩

用手在子宫位置，顺时针进行环状摩擦，持续 5 ~ 10 分钟。

2. 穴位按摩

食指、中指交叠，按揉足三里穴 10 ~ 20 次；用拇指按揉三阴交穴 10 ~ 20 次；用拇指按揉地机穴 10 ~ 20 次。

（六）腹带法

在腹壁上放棉花 4 ~ 5 层，用软布围而缠之，外面略加压力，以助恶露排出。注意不能长时间使用，以防痔疮和静脉曲张等不良情况发生。

第九节　产后大便难

一、概述

产后饮食如常，大便数日不解，或艰涩难以排出者，称为产后大便难，又称产后便秘。

二、病因病机

本病主要病机为血虚津亏，肠燥失润；或脾肺气虚，传导无力；或阳明腑实，肠道阻滞。

（一）血虚津亏

素体阴血亏虚，复因产时或产后失血过多，或产后多汗，津液亏损，致肠道失于濡润，而致大便干燥，数日不解。

（二）脾肺气虚

素体气虚，复因产时失血耗气，脾肺之气亦虚，脾气虚则无力运化，肺气虚则无力布散，大肠传送无力，故大便难解。

（三）阳明腑实

产时正气已有耗伤，复因饮食失节，食热内结，糟粕壅滞，肠道阻塞，以致大便艰结。

三、预防与调护

（一）精神调摄

平时要保持精神愉悦、心情舒畅，避免不良的精神刺激，遇到压力事件要注意及时调整心态，找到正确的情绪发泄方式，及时消除不良情绪。

（二）饮食调养

饮食要均衡，多喝汤、多饮水，每日进食要适当搭配一定比例的杂粮，做到粗细粮搭配，力求主食多样化，还要多进食一些富含纤维素的新鲜蔬菜和水果。注意有些水果生吃与熟吃功效是相反的，如苹果生吃止泻，熟吃才通便；生香蕉会加重便秘，熟透了的或煮熟的香蕉才能润肠通便。

1. 药茶

苦杏仁茶

食材：苦杏仁 6 克，大米 6 克。

制法：苦杏仁用沸水泡片刻，剥去皮、尖，与大米加水磨成浆，加白糖适量，煮熟。

用法：代茶饮，每日 1 次。

功效：润肠通便。适用于血虚津燥型产后便秘。

2. 药粥

（1）松子仁粥

食材：松子仁 30 克，糯米 50 克，蜂蜜适量。

制法：将松子仁捣成泥状，同糯米加水，以小火煮成稀粥状，冲入蜂蜜。

用法：早起空腹、晚间睡前温食，连用 3 日。

功效：养血润肠。适用于血虚津燥型产后便秘。

（2）芝麻糊

食材：芝麻 100 克，大米 200 克。

制法：芝麻洗净炒熟，研末。将芝麻与大米一同放入锅，加水熬粥，粥熟后加入白糖调匀。

用法：早、晚空腹温热食用，连服 3 日。

功效：滋养肝肾，益气养阴，润燥滑肠通便。适用于气虚失运型产后便秘。

（三）起居调护

养成定时排便习惯，适当活动，不得长时间卧床。

（四）运动养生

可以做一些轻度运动来缓解，例如提肛、仰卧起坐、深蹲、仰卧做倒蹬自行车动作等。另外，腹部按摩也是很好的方法，在肚脐周围沿顺时针或逆时针方向打圈按摩，每次5～10分钟，每天可做3～5次。

（五）经穴按摩

1. 脐部按摩

两手掌跟在脐部快速交替按摩，按摩1～2分钟。

2. 腹部按摩

产妇取仰卧位，以脐部为中心环形按摩腹部3～4次，可分别按顺时针和逆时针方向按摩，共3～5分钟，以产妇自感腹部温热为度。

3. 点穴按摩

取俯卧位，点穴，按摩心俞穴、肝俞穴、肾俞穴、脾俞穴。横擦八髎穴，点按长强穴，共3～5分钟。

（六）灌肠法

玄参10克，麦冬8克，生地黄9克，大黄9克，芒硝3克，芍药20克，麻子仁15克。上药（大黄后下）加水适量，浸泡20分钟后，武火煮沸后改文火浓缩至200毫升，待其冷却至37℃左右时，产妇取左侧卧位灌肠。灌完后转到右侧卧位，尽量使灌肠液长时间停留于体内。每周2～3次。